AF396793

# Maladies Microbiennes

## GUÉRISON

DE LA

## TUBERCULOSE ET DU CANCER

LOI DE DÉFENSE

DES ORGANISMES VIVANTS

*MÉCANISME PHYSICO-CHIMIQUE DE LA VIE*

PAR

## L. GARRIGUE

DOCTEUR MÉDECIN DE LA FACULTÉ DE PARIS

PARIS

LIBRAIRIE J.-B. BAILLIÈRE ET FILS

19, Rue Hautefeuille, près du Boulevard St-Germain.

1902

# Maladies Microbiennes

# Maladies Microbiennes

## GUÉRISON

### DE LA

## TUBERCULOSE ET DU CANCER

LOI DE DÉFENSE

DES ORGANISMES VIVANTS

*MÉCANISME PHYSICO-CHIMIQUE DE LA VIE*

PAR

## L. GARRIGUE

DOCTEUR MÉDECIN DE LA FACULTÉ DE PARIS

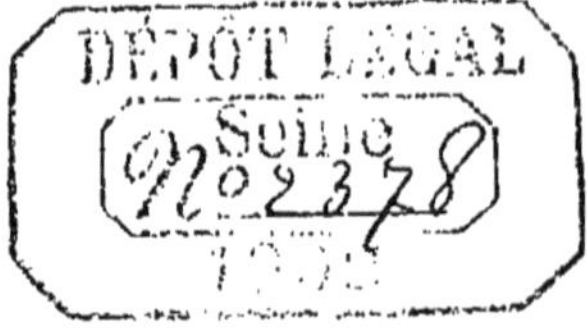

## PARIS

LIBRAIRIE J.-B. BAILLIÈRE ET FILS

19, Rue Hautefeuille, près du Boulevard St-Germain.

1902

# PRÉFACE

*Les lois naturelles dont l'exposition rapide fait l'objet de cet opuscule vont à l'encontre de tant de théories actuellement admises, qu'il serait plus que téméraire d'oser les jeter dans la mêlée des controverses si elles n'avaient des faits indéniables pour les défendre.*

*Grâce à leur découverte, un traitement a pu être institué qui guérit ce que nous considérions encore hier comme inguérissable, la tuberculose et le cancer à tous les degrés.*

*Ce traitement a été essayé sur ces maladies, non parce qu'il leur est plus spécialement applicable, mais parce que le succès dans ces cas si difficiles devait être la consécration de ces nouvelles idées.*

*Les lois naturelles étant absolues, réussir dans des cas en apparence si disparates est une preuve indiscutable de leur réalité.*

*La première est la loi de la vie.*

*Elle préside à l'évolution des atomes, fait les molécules, crée la cellule et les organismes vivants grâce aux phénomènes physiques : lumière, chaleur, pression.*

*La seconde est la loi de la mort.*

*La matière organisée ayant parcouru son*

cycle ou épuisé l'énergie potentielle de ses éléments, est désagrégée par les ferments ou microbes. Ces artisans naturels de la décomposition moléculaire libèrent les atomes grâce à leurs toxines *et leur permettent de recommencer une nouvelle évolution vers la vie.*

*La troisième est la loi de défense.*

*Grâce aux glucoses, énergie solaire condensée, les groupements cellulaires peuvent résister à l'action désorganisante des ferments ; ils peuvent faiblir, être attaqués, vaincre ou finir, suivant que l'intelligence humaine vient plus ou moins tôt aux secours de ces éléments en détresse.*

*Si, après avoir lu cet opuscule et s'être pénétré de ce qu'il contient, le médecin veut bien descendre à la pratique, il sera vite convaincu qu'il ne se trouve pas en présence de théories nouvelles, productions d'un esprit plus ou moins fantaisiste, mais bien en face de lois générales qui régissent l'univers vivant tout entier.*

# MÉCANISME
# PHYSICO-CHIMIQUE
## de la Vie

Tout évolue. La nature ne procède que par lois générales, et l'atome n'est arrivé à former l'être vivant que par une série ascendante, ininterrompue, d'agglomérations, de plus en plus compliquées, s'adaptant, pour persister, au milieu ambiant : lumière, chaleur, pression.

Les premiers groupements qui durent sortir du chaos des éléments furent l'oxyde de carbone, CO, et l'acide carbonique, $CO_2$, résultat des combustions, enfin l'eau, $H_2O$, résultat de l'association de l'hydrogène et de l'oxygène.

Ces groupements furent les premiers en date, parce qu'ils résistèrent à la température excessive des premières époques. Au fur et à mesure que la terre se refroidit, ils se compliquèrent.

Un corps, en effet, est d'autant plus fixe et résiste mieux aux causes de désorganisation, qu'il est plus simple, c'est-à-dire qu'il se compose d'une moins grande variété d'atomes. Les corps binaires durent donc précéder les ternaires, et ceux-ci les corps plus compliqués.

L'association atomique qui avait le plus de chance de persister et d'évoluer, était celle dont l'activité serait accrue par le milieu ambiant de lumière, de chaleur, de pression, et qui aurait l'aptitude de se grouper, de s'accrocher à elle-même, tels les atomes crochus de Leibnitz.

Il se forma alors un composé ternaire très simple. L'oxyde de carbone et l'eau, en présence des alcalis, à une température de 100°, donnèrent naissance à un corps nouveau, l'acide formique, $CO + H^2O = CO^2H^2$ (M. Berthelot a réalisé cette synthèse).

La terre continuant à se refroidir, l'acide formique put fixer les bases et former les formiates. Ceux-ci apparurent les uns après les autres, *suivant leur plus ou moins grande résistance à la température, suivant leur plus ou moins grande tension de dissociation, variant pour chacun d'eux avec la pression.*

C'est de ces groupements atomiques nouveaux, de l'aptitude qu'ils possèdent de s'ajouter à eux-mêmes, d'être sensibles à la lumière, à la chaleur, à la pression, de prendre toutes les formes : gazeuse, liquide, solide, d'être acides basiques ou neutres, que va sortir l'univers vivant.

L'étude des sels formiques est une révélation : c'est la vie tout entière qui se dévoile.

Quand on a observé un instant leur variabilité, leur impressionnabilité à la lumière, à la chaleur, à la pression, la facilité avec laquelle ils se composent, se décomposent, s'associent, on ne peut douter que les formiates soient la trame de tous les corps organisés.

Leur maximum d'activité correspond exactement aux moyennes de chaleur, lumière et pression dont sont entourés les corps vivants sur notre planète. Cette activité va croissant de 2 ou 3° au-dessus de 0°, jusqu'à 45°, limites dans lesquelles se meuvent les êtres vivants, plantes ou animaux à sang froid ou à sang chaud. A une température plus élevée, ils se désorganisent comme l'être vivant lui-même.

*La vie, résultat de mutations incessantes, ne pouvait se manifester que par des agglomérations atomiques essentiellement instables et sensibles aux phénomènes extérieurs dont elles sont des conséquences.*

Il n'en existe pas remplissant mieux ces conditions que les formiates.

Versons de l'acide formique dans un lait de chaux. La température du mélange s'élève, le lait de chaux devient de plus en plus limpide. Si les proportions de chaux et d'acide formique sont justes, le tout se transforme en une solution d'une parfaite limpidité, ne rougissant ni ne bleuissant le papier tournesol : c'est du formiate de chaux neutre.

Mettons une égale quantité de cette solution dans deux flacons semblables, l'un ouvert, l'autre hermétiquement clos; dans les deux un thermomètre et le tout au bain-marie. Chauffons doucement. Lorsque la solution de formiate arrive à 36°, remarquons bien 36°, celle qui est dans le flacon ouvert commence à dégager des vapeurs, et des flocons neigeux se

forment, qui se dissolvent presque aussitôt. Dans le flacon bouché, rien ne
bouge; le thermomètre monte toujours,
et c'est seulement à 42° que la solution
de ce flacon se trouble comme celle du
premier.

Ainsi donc, sous une pression indéter-
minée encore, mais plus grande que la
pression atmosphérique, cette solution
de formiate de chaux a pu supporter
6° de plus que la première, sans se
transformer. Et de quelle température à
quelle température? De 36° à 42°. Exactement les variations de température des
êtres à sang chaud.

Si nous continuons à chauffer ces solutions, elles vont brunir peu à peu, au
fur et à mesure que se dégagera l'acide
formique, et, cependant, rien ne se précipite. Il se forme un sel de chaux nouveau, produit de la condensation des
atomes de chaux tenus groupés par un
moins grand nombre de molécules d'acide
formique. Ce nouveau formiate est foncé,
assez noir. La solution a tout à fait l'aspect et l'odeur des urines fébriles.

Si l'on rend à cette nouvelle solution
l'acide formique disparu, elle reprend en

grande partie sa limpidité, ce qui prouve bien que la disparition de cet acide était la cause du changement d'état. L'acide formique a donc acquis par l'accroissement de température une activité plus grande; il fixe une plus grande quantité d'atomes de chaux.

Ajoutons de l'eau oxygénée et, après quelques heures, il se forme au fond du flacon un abondant dépôt de sels calcaires.

Suivant toute probabilité, l'acide formique qui a épuisé son énergie potentielle à fixer un plus grand nombre d'atomes, s'oxyde, se transformant en acide carbonique et en eau. $CO^2H^2 + O = CO^2 + H^2O$ et la chaux se précipite. Nous verrons plus tard pareille réaction se produire dans l'organisme.

Mettons une petite quantité d'une solution saturée de formiate de chaux dans un flacon bouché, exposé à la lumière et à une température moyenne (20°). Nous verrons se former autour du bouchon, sur les rebords du flacon, une couche de formiate de chaux. Ce sel, montant le long des parois du récipient et passant entre le bouchon et le verre, est venu se condenser au dehors. Ce phénomène se produit avec des bouchons à l'émeri, même avec ceux en caoutchouc bouchant hermétiquement. Il diminue d'intensité avec les températures plus basses et dans l'obscurité.

On peut donc conclure que ce sel a une élasticité très grande, augmentant ou diminuant avec la température et la lumière. Le maximum de cette élasticité est à 36°, sous la pression atmosphérique.

Si l'on fait la même expérience avec le formiate de soude on obtient un résultat analogue. Seulement, tandis que l'élasticité paraît augmenter avec la température pour les formiates de chaux, elle paraît être plus grande pour le formiate de soude aux températures plus basses.

Le formiate de potasse a une très faible élasticité. Celle du formiate de peroxyde de fer est supérieure. Tous sont très réducteurs.

Ces sels ont des particularités extrêmement remarquables. Ils peuvent être neutres ($C\,H\,O^2\,2\,Pb.$); acides ($C\,H\,M\,O^2$) $C\,H^2\,O^2$; et basiques ($C\,H\,O^2$) $Pb.\,Pb.\,O.$

Que le groupement $C\,H^2\,O^2$ ait l'aptitude de se souder, de se condenser, et nous voyons quelle variété infinie de corps il pourra en résulter. Qu'un formiate acide se soude par son radical $CH^2O$ à un formiate basique, et l'on aura un corps à la fois basique et acide. C'est ce qui se produit souvent dans l'organisme où les corps à réaction basique et acide à la fois sont nombreux.

Or, il est impossible d'admettre qu'un sel puisse être en même temps quelque chose et son contraire. Ces qualités ne peuvent appartenir qu'à deux molécules de même origine, l'une acide, l'autre basique, soudées par leur noyau constitutif; mais la même molécule ne peut être acide et basique.

Les corps organisés à fonction double ne peuvent donc résulter que de la condensation des molécules d'un même radical ayant chacune une fonction différente.

Les sels formiques seraient aptes à remplir ces fonctions s'ils pouvaient s'accrocher par leur radical $CH^2O^2$. Ces groupements moléculaires eux-mêmes pourraient alors se souder entre eux, le bout acide de l'un fixant le bout basique du suivant et former ainsi des corps ininterrompus tels que l'albumine.

La température qui leur est la plus

favorable est celle des organismes à sang chaud qui jouissent du maximum d'énergie, 36° à 42° ; ils sont réducteurs comme les tissus de l'organisme et comme eux peuvent être à la fois basiques, acides ou neutres : acides et basiques comme la lécithine, ou neutres comme les graisses.

Mais peuvent-ils se grouper, sont-ils crochus ?

Nous trouvons dans la plante la preuve évidente qu'ils ont cette particularité.

Sous l'influence de la lumière, la plante accumule dans ses cotylédons l'amidon. Grâce aux rayons de soleil, la chlorophylle décompose $H^2O$ et $CO^2$ pour faire $CH^2O + O^2$, produisant ainsi la formaldéhyde. La tension intravasculaire aidant la lumière, ce groupement $CH^2O$ va s'ajouter à lui-même, formant ainsi les glucoses et l'amidon.

$$\text{Glucose} \dots \begin{cases} C\ H^2\ O \\ C\ H^2\ O \\ C\ H^2\ O \\ C\ H^2\ O \\ C\ H^2\ O \\ C\ H^2\ O \end{cases}$$

Le grain d'amidon sera de la force encapsulée, emprisonnée. Que l'on démolisse ce groupement en équilibre, que l'on déclanche le ressort qui tient ces molécules en cohésion, et l'on assistera à la rétrocession de ce groupement, on verra réapparaître les associations moléculaires premières. De l'amidon on revient aux glucoses, de ceux-ci à l'acide lactique, puis formique, enfin à l'acide carbonique et à l'eau.

En revenant à son état premier, ce groupement rendra la chaleur qui lui fut nécessaire pour se former et il se produira une force d'expansion, dans les dégagements gazeux, qui sera l'équivalent de celle qui fut nécessaire à la tension intravasculaire pour les condenser.

Cette force pourra paraître considérable lorsqu'elle se dégagera complètement, dans un temps très court. Sa plus ou moins grande manifestation dépendra de la rapidité de la décomposition moléculaire.

Si l'on veut assister à la rétrocession complète de ce groupement et le voir successivement repasser par tous ses états premiers, il faudra l'entourer des mêmes phénomènes qui présidèrent à sa création. La chaleur, la lumière et la pression, surtout, ayant été nécessaires à la condensation de ces atomes, c'est dans des conditions inverses, mais soigneusement graduées, que l'on pourra assister à leur entière décomposition. Sans quoi, la rapidité même de leur désagrégation ne permettra de saisir que les phénomènes terminaux, et de nouveaux groupements atomiques se formeront. En effet, à chaque condensation d'une nouvelle molécule de formaldéhyde deux atomes d'oxygène sont libérés. Pour que les corps ainsi formés puissent repasser par tous leurs états premiers, il faut donc que leur décomposition ne soit pas si rapide, que leurs éléments n'aient pas le temps de ressaisir l'oxygène dont ils avaient été privés.

Les formiates, comme la formaldéhyde, ont l'aptitude de se grouper en se soudant par leur radical formique, nous le verrons tout à l'heure à propos de la germination ; ces condensations, produites toujours par la chaleur, la lumière, la pression, peuvent donner lieu ainsi à des composés très compliqués, puisque chaque molécule de $C\,H^2\,O^2$ peut amener avec elle une base différente. De là à dire

que le monde vivant tout entier n'est
qu'un composé de formiates, il n'y avait
qu'un pas.

En suivant la loi de l'évolution, on
devait penser que les groupements moléculaires formiques, avant d'être la vie,
c'est-à-dire avant de former la cellule
qui se reproduit, avaient dû passer par une
série ininterrompue de groupements intermédiaires, embryons de vie, n'ayant que
le pouvoir d'évoluer. On devait trouver
dans l'organisme vivant toute cette série
d'intermédiaires, allant du nucléole au
formiate le plus simple, tel du moins que
la plante, ce premier artisan de l'être parfait, le livre à l'organisme agissant.

D'où le nucléole pouvait-il tirer ses éléments constitutifs? Uniquement du protoplasma qui l'entoure. Celui-ci, à son tour,
ne pouvait se constituer qu'aux dépens
de la membrane fibrineuse enveloppante,
laquelle s'épuisant par sa face interne
pour faire le protoplasma, devait se refor-
mer par sa partie externe, aux dépens du
liquide nourricier de l'organisme : le sang.
La partie semi-vivante du sérum sanguin
ne pouvait provenir que de la digestion,
des peptones ; mais ces peptones allaient-

ils arriver de suite à la cellule et servir à sa reconstitution? Non; ce n'est pas ainsi que procède la nature dans son immuable loi de l'évolution. Ces peptones devaient évoluer pour devenir la cellule ou la vie, et passer par toutes les étapes d'une demi-vie, évoluer lentement.

La cellule ne devait donc rien élaborer, car s'il en était autrement, il faudrait supposer que ce premier terme de la vie est né spontanément et n'est pas le résultat de l'évolution des atomes.

Si elle est le degré le plus élevé de cette évolution comme le plus simple des êtres vivants, il faut admettre qu'il doit y avoir dans tout organisme autant de variétés de corps albumineux en évolution que de cellules spécifiques. Chacun de ces corps albumineux doit passer, sous l'influence de la lumière, de la chaleur et de la tension artérielle, par une série d'intermédiaires ayant des densités de plus en plus élevées : peptones, albumines, fibrines, protoplasmas, nucléoles.

Pour acquérir la certitude que ces conceptions étaient vraies, il fallait saisir les deux échelons extrêmes de la série;

il fallait, avec de l'acide formique, faire
des peptones et de la fibrine.

Prenons du sérum de bœuf fortement
défibriné au centrifugeur, très fluide;
ajoutons de l'acide formique, et presque
instantanément ce sérum se transforme
en caillot très fibrineux. La même opération faite sur de la fibrine humide encore,
la gonfle rapidement, la transformant en
un corps transparent, ovoïde, granuleux,
ayant toute l'apparence du protoplasma.

Si, dans un récipient, on met de la
viande crue râpée avec de l'acide formique, on obtient à 40° la digestion d'une
partie de cette viande et quelques véritables peptones.

Mais l'acide formique ne sera pas suffisant pour digérer complètement cette
viande, dédoubler ces albumines et les
faire revenir, de degré en degré, à leur
point de départ, les peptones. Comme
nous le verrons plus tard à propos de la
maturation des albumines, celles-ci ne
sont pas une simple condensation de la
molécule albumen s'ajoutant à elle-
même pour former des corps de plus en
plus denses. La formaldéhyde, qui forme
des composés différents en se soudant de

toutes pièces à elle-même, perd, à partir d'un certain degré de condensation, la molécule $H^2O$ toutes les fois que $C^6H^{12}O^6$ se soude à lui-même.

De même chaque fois qu'une albumine passe à un degré supérieur, elle perd, en progressant, une partie de sa molécule. Grâce à l'oxygène du globule rouge, l'acide formique épuisé se transforme en acide carbonique et en eau, et une partie des phosphates et sels alcalins que cette molécule formique tenait fixés s'élimine par les urines.

Il faudra donc, pour revenir des albumines aux peptones, c'est-à-dire pour obtenir une digestion complète, rendre à ces albumines non seulement l'acide formique, mais les sels qu'elles ont perdus pour progresser.

On acquiert ainsi la certitude que les peptones, premier échelon de la série ascendante des albuminoïdes, sont des composés formiques ainsi que la fibrine, degré plus élevé. On ne peut douter alors que tous les intermédiaires ne soient des composés similaires. Ces faits acquis, voici quel serait le mécanisme physico-chimique de la vie.

# Mécanisme physico-chimique
# de la vie.
## Évolution des albumines.

Partons des peptones, sels formiques, résultat du dédoublement de l'albumine adulte par le suc gastrique, dont l'élément essentiel est l'acide formique. Ces peptones, formiates d'une base que nous appellerons albumen, sont absorbées par les villosités de l'intestin. Arrivées dans les ganglions mésentériques, elles sont transformées en formiates doubles d'albumen et d'un sel de fer, ou de chaux ou de soude, ou de potasse, chaque ganglion ayant sa spécificité et produisant un formiate spécial. Elles sortent des ganglions sous forme de formiate double d'albumen et de chaux acide, par exemple, soudé à un formiate double d'albumen et de chaux basique. Ce sera une molécule d'albumine calcique.

Ce formiate, ainsi accouplé, basique d'un bout, acide de l'autre, entre dans le torrent circulatoire. C'est l'albumine à poids moléculaire le plus faible, à densité la plus réduite. Ce sera, si l'on veut, de l'albumine jeune. Cette albumine va mûrir et, corps demi vivant, elle évoluera vers la cellule, vie complète.

Comment se fera cette évolution ?

A peine ces albumines jeunes, résultat de la digestion, sont-elles entrées dans le torrent circulatoire, qu'en vertu de la tension de dissociation, de l'élasticité très considérable des sels formiques (tension de dissociation d'autant plus grande que ces sels sont plus compliqués), elles vont se répartir uniformément dans tout le corps, qui est, en somme, un vase clos.

Cette albumine de chaux jeune va se souder alors par son bout basique avec le bout acide de l'albumine du précédent repas et former ainsi un corps ininterrompu, une chaîne allant de l'albumine la plus jeune à la plus mûre.

Nous voyons bien comment, grâce à cette particularité de pouvoir être à la fois acide et basique, l'albumine va former la chaîne, mais comment va-t-elle mûrir ?

De même que la formaldéhyde, corps ternaire, s'est condensée peu à peu sous l'influence de la lumière, de la chaleur et de la pression, pour former les glucoses et l'amidon, de même les formiates d'albumen se grouperont sous l'influence de la tension artérielle, de la chaleur et de la lumière pour former des corps de plus en plus denses.

Les nouvelles albumines se soudent à celles qui les ont précédées et obligent ces dernières à progresser d'un pas, parce qu'elles sont comprimées par la pression artérielle et que leur tension de dissociation arrive à son maximum à la température de 38°.

Supposons que de A à B une chaîne de 20 chaînons soit tendue, maintenue droite par un procédé quelconque. Si on ajoute un vingt et unième chaînon, cette chaîne devant occuper le même espace, un chaînon chevauchera sur son voisin et le doublera. Si l'apport continue, il faudra que le phénomène de doublement continue aussi. Les albumines les plus mûres, c'est-à-dire celles qui se sont le plus souvent doublées, disparaissant peu à peu pour former la cellule, il y aura, des nouvelles albumines aux plus anciennes, une série augmentant progressivement de doublement. C'est là une image du phénomène physique dû à la pression artérielle.

Le phénomène chimique qui concourt au même résultat est dû à la chaleur.

Nous avons vu qu'à 38°, dans une solution de formiate de chaux, il se forme un sel nouveau avec dégagement d'acide formique. Ce dernier, rendu plus puissant par cette température, est apte à maintenir soudés un plus grand nombre d'atomes de chaux.

Le même phénomène se produit dans le corps; les formiates d'albumen, sous l'influence de la chaleur, ont une tendance à se doubler. Le côté acide de la molécule la plus mûre prend à l'extrémité basique de celle qui lui est immédiatement inférieure le groupement albumen, et laisse dégager, sous forme d'acide carbonique et d'eau, l'acide formique qui tenait les atomes constitutifs de l'albumine groupés. Comme la même manœuvre se fait d'un bout de l'échelle à l'autre, on verra que chaque groupement albumineux prend de la main gauche, pour m'exprimer au figuré, ce qu'il donne de la main droite.

Cet échange continu qui fait passer le groupement albumen d'un centre à un

autre, est la vie. Un arrêt, si court soit-
il, c'est la mort.

Une fois entré dans l'organisme, il faut
que ce formiate évolue, qu'il passe,
malgré tout et quand même, par toutes
les phases de sa transformation, et, de
par les lois physico-chimiques qui le régissent, il ne peut évoluer qu'ainsi.

Le phénomène physique agira par
poussées des peptones vers le nucléole ;
tandis que le phénomène chimique ira de
haut en bas, du nucléole vers les peptones.

Chacune des séries d'albumine étant
régie par les mêmes lois physico-chimiques, il est aisé de comprendre que dans
chaque millimètre cube de liquide sanguin,
il y aura une quantité constante et proportionnelle de chaque espèce d'albumine
à tous les degrés de maturité : c'est ainsi
qu'elles seront en contact permanent et
qu'elles pourront réagir l'une sur l'autre,
formant un corps unique, homogène,
sans solution de continuité, allant des
peptones aux nucléoles. Ces groupements moléculaires étant le résultat de la
pression et de la chaleur, dès qu'ils
seront sortis des vaisseaux, par conséquent à une température plus basse et à

une pression nulle, ils se dissocieront.

C'est pour cela que la chimie biologique n'a pu encore découvrir la vérité du phénomène. Comment, en effet, analyser un corps toujours en mouvement ? C'est comme si Daguerre avec ses plaques au nitrate d'argent, si peu sensibles à la lumière, eût voulu photographier le vol de l'hirondelle. Il faudrait que la chimie biologique puisse faire pour ces corps ce que le cinématographe fait pour le mouvement.

Nous voilà arrivés à l'albumine adulte, la plus dense, mais encore fluide. Va-t-elle devenir, sans intermédiaires, protoplasma ou nucléole, c'est-à-dire corps solide ?

Pas encore. C'est à ce moment que vont arriver, entre l'albumine et le protoplasma, toute une série d'albumines semi-solides : les fibrines.

Entre l'albumine adulte et l'enveloppe de la cellule, il y a donc des intermédiaires. Ce sont les leucocytes.

## Le leucocyte, son origine, ses fonctions.

Le leucocyte ne paraît pas être ce que l'on en a fait jusqu'à présent, une cellule.

Il n'a pas de membrane enveloppante. Tout le monde est d'accord à ce sujet.

Il est mobile et roule dans le torrent circulatoire, à l'encontre des cellules normales qui sont fixes et liées entre elles, comme filles d'une cellule première : l'œuf.

On ne trouve pas dans ce leucocyte l'organisation du protoplasma en plastides, comme dans toutes les autres cellules ; on n'a jamais vu de fils chromatiques dans son noyau ; son protoplasma n'est qu'une albumine plus dense, semifluide, ce qui permet ses mouvements amiboïdes.

Comment admettre que ceux-ci sont des actes vitaux, l'effet d'un effort, lorsque nous savons qu'il ne peut y avoir entre les cellules ou les liquides de l'organisme que des échanges moléculaires, phénomènes chimiques, tandis que l'effort et le mouvement sont la résultante de l'activité cellulaire générale.

Le leucocyte aurait donc à lui tout seul un pouvoir qui ne peut découler que de l'ensemble de ces réactions chimiques : *ce serait un indépendant.*

La variété de forme, de nombre de ce

noyau, entrevu seulement après des préparations qui lui font subir de nombreuses transformations, rendent sa
réalité plus que douteuse. S'il y a un
noyau, corps relativement dense, comment admettre la diapédèse? Comment
ce leucocyte pourrait-il traverser les
espaces intercellulaires les plus étroits?

On voit, il est vrai, ces mouvements
se produire sous le champ du microscope.
Mais ne voit-on pas également des hématies se déplacer? des granulations de
toute sorte courir d'un point à un autre?
Va-t-on dire que ces corps ont aussi la
propriété de se mouvoir? Non; on sait
que ces déplacements sont le fait de courants qui s'établissent dans les liquides
de la préparation par suite de l'évapora-
tion qui se produit sur les rebords de
cette dernière. Les leucocytes, eux aussi,
sont entraînés par ces courants et, suivant qu'une partie de leur surface est
plus ou moins adhérente aux lamelles de
verre entre lesquelles ils se trouvent, ils
prennent telle ou telle forme. Leur noyau,
qui n'est qu'une albumine plus dense, va
suivre ces mouvements, mais, comme il
est moins élastique, il se rompra dans les

trop grands allongements : de là, son morcellement.

Pourquoi, si les mouvements amiboïdes
sont un phénomène spécial aux leucocytes, les lymphocytes, ces leucocytes dont le
noyau occupe presque tout le corps, n'ont-
ils pas les mêmes mouvements? Ceux-ci
en sont dépourvus, parce qu'ils sont composés d'une albumine uniformément
dense, qu'ils sont jeunes encore et n'ont
pas eu le temps de s'enrober dans le torrent circulatoire de cette couche d'albumine adulte qui va mûrir à leur contact
et former ce que l'on appelle leur protoplasma.

Du reste, M. Ranvier nous apprend que
lorsqu'on met de la paraffine autour des
bords des préparations, les courants
s'arrêtant, ces mouvements amiboïdes
cessent. Persisteraient-ils encore quelque
temps ou se reproduiraient-ils lorsqu'ils
seront de nouveau en contact avec l'air,
on ne pourrait en conclure que ce sont
des actes vitaux.

Ne savons-nous pas que tous les liquides de l'organisme mûrissent et augmentent de poids moléculaire sous l'influence
de la chaleur et de la pression qui tient

leurs molécules jointes et neutralise leur tension de dissociation ?

Que cette pression disparaisse et ces corps vont se désagréger et se transformer en des corps nouveaux.

D'où viennent donc ces leucocytes ?

On sait que la lymphe, ce sérum sanguin débarrassé des globules rouges, *s'est appauvrie en fibrine dans le ganglion lymphatique et enrichie en globules blancs.* Nous savons aussi, grâce à MM. Ranvier et Flemming, que les follicules de ce ganglion, comme son système caverneux, sont remplis de très nombreux leucocytes dont la grande majorité est composée de *petits leucocytes à noyau unique et à protoplasma peu abondant, sans mouvements amiboïdes.* On peut conclure de ces faits, que les leucocytes naissent dans les ganglions lymphatiques dont ils sont une production. Ils sont formés par la fibrine de la lymphe ou albumine adulte qui augmente de densité au contact du sel formique sécrété par le ganglion, origine de leur noyau. Ce sont des albuminoïdes semi-solides, semi-vivants, évoluant, mûrissant, et sur le point d'être la matière avec laquelle sera créée la cellule.

En effet, toutes les fois que dans l'organisme il y a, sur un point quelconque, suractivité cellulaire par suite de l'inflammation d'un tissu, on voit les leucocytes arriver en grand nombre. Les cellules proliférant abondamment ont besoin de plus de matériaux. Les leucocytes détruits sur ces points y sont remplacés aussitôt, car, en vertu de leur élasticité, ils sont uniformément répartis dans tout l'organisme.

En pathologie, on sait que les globules blancs augmentent toujours dans les maladies aiguës, la pneumonie, par exemple, proportionnellement à la fibrine du sang. Plus il y a de fibrine, plus il y a de leucocytes.

On objectera peut-être que dans les maladies chroniques, le cancer, par exemple, la fibrine diminue et les leucocytes augmentent. Cela tient à la dégénérescence de ce leucocyte qui n'est plus en concordance moléculaire avec la cellule; aussi n'est-il plus apte à être utilisé par celle-ci pour sa prolifération. Produits en petit nombre, ces leucocytes n'étant pas utilisés, comme nous le verrons plus tard, s'accumulent dans le sérum. L'équilibre entre la production et la dépense est rompu.

Quelle cause a transformé la fibrine liquide, ou albumine adulte, en fibrine jeune ou leucocyte ?

La même, sans doute, qui dans le verre a fait d'un sérum liquide un caillot dense et fibrineux : l'acide formique ou une de ses condensations.

On pourra arriver à démontrer que le ganglion lymphatique sécrète un composé formique par la similitude des effets. Prenez de l'amidon cuit, mélangez une partie de cet amidon avec de l'acide formique et l'autre partie avec du suc de ganglion frais. Mettez à l'étuve à 40°, et 24 heures après l'amidon est transformé également en glucose dans les deux cas.

Le glucose lui-même sera interverti par les deux en acide lactique.

Ne voyons-nous pas aussi la lymphe des chylifères mélangée aux peptones être beaucoup plus riche en globules blancs à sa sortie des ganglions mésentériques? Cette production de leucocytes a eu lieu au même endroit et en même temps que les peptones étaient transformées en albumines jeunes. Pour ces rai-

2.

sons il y a lieu de penser que le ganglion lymphatique sécrète un composé formique qui va être le centre autour duquel se condenseront les albumines adultes de la lymphe et du sang. Ce leucocyte jeune, arrivant dans le torrent circulatoire, s'enrobera des albumines adultes et de même classe qu'il va rencontrer. Il augmentera de volume jusqu'à ce que son centre, point de départ de cette semi-coagulation, ait épuisé une partie de ses effets en se combinant molécule à molécule et de proche en proche avec les nouvelles couches dont il s'entoure.

Cette fibrine leucocytaire ira en augmentant de densité de la périphérie vers le noyau, ce qui permettra au même leucocyte d'alimenter des cellules de même type mais d'âges différents et partant de densité croissante.

A ce moment le leucocyte est semi-fluide, ce qui lui permet de traverser tous les espaces intercellulaires.

La variabilité des réactions chimiques du leucocyte provient très probablement de l'âge différent de ceux qui sont observés, des réactifs employés, *enfin de leur provenance*.

M. Armand Gautier pense que le leucocyte puise une spécificité dans chaque
ganglion. Il paraît probable que chacun
d'eux sécrète un sel formique différent,
les uns produisant un formiate d'albumen contenant la molécule fer, les autres
la molécule chaux, soude, potasse, etc.

C'est ainsi qu'un leucocyte sorti d'un
ganglion à type chaux s'enrobera dans le
torrent circulatoire des albumines adultes
de même type et cela en vertu de la
similitude de composition.

Dans une solution saturée de chlorure
de sodium et d'alun, si vous jetez des
cristaux de chlorure de sodium ils s'en-
roberont d'autres cristaux de la même
substance, mais aucunement d'alun, et
de même si vous opérez avec des cristaux d'alun.

Les albuminoïdes ont gravi un échelon
de plus ; partis des peptones, ils se sont
condensés en mûrissant, leur poids moléculaire s'est accru ; ils sont devenus semi-
solides, sous forme de globules gélatineux
ou leucocytes. Ceux-ci, entraînés dans le
torrent circulatoire, arrivent dans les
espaces intercellulaires, se frottent à
toutes les cellules de la route, laissant un

morceau de leur manteau à celles qui correspondent à leur spécificité. Le centre du leucocyte d'où est partie la coagulation sera dissous dans la lymphe, après avoir épuisé une partie de son énergie, et deviendra, comme nous le verrons plus tard, le ferment soluble intervertissant les glucoses. De là, leur remarquable activité.

Ce leucocyte aura donc apporté à la cellule, en même temps que les matériaux dont elle vit, le moyen d'utiliser l'énergie potentielle des glucoses pour se reproduire ; cette cellule se comportera comme un ferment figuré.

Nous verrons, à propos du traitement de la tuberculose et du cancer, comment ces leucocytes, intermédiaires entre les albumines adultes et les cellules, résorberont ces dernières lorsque, par suite de troubles momentanés de la nutrition suivis d'un retour à l'état normal, ces cellules arriveront à avoir un poids moléculaire inférieur à celui de ces leucocytes.

Les échanges moléculaires entre cellules de néo-formation et leucocytes régénérés se feront alors en sens inverse. Le leucocyte, supérieur, chimiquement parlant, à la cellule, la désagrégera comme il le fait pour les albumines adultes dont il s'enrobe. Ainsi se fera la rétrocession des tissus de nouvelle formation.

On a vu sous le champ du microscope ces échanges se faire entre la cellule dégénérée et le leucocyte que M. Menchnikoff appelle, dans ce cas, phagocyte ; nous pouvons donc affirmer que le même mécanisme se produit dans toute l'échelle des albumines, c'est-à-dire que l'albumine la plus dense augmente, vit aux dépens de sa voisine immédiatement inférieure et de même nom, et ainsi de l'une à l'autre jusqu'aux peptones. On voit que c'est une sorte de phagocytose du haut au bas de l'échelle.

Le leucocyte pourra être tantôt inférieur et tantôt supérieur à certaines cellules parce que celles-ci une fois formées restent longtemps identiques à leur type, elles ne peuvent en *changer que très lentement*. Le leucocyte, au contraire, très éphémère, varie rapidement, suivant toujours la marche ascendante ou descendante des albumines, *celles-ci de la tension artérielle*.

Aussi les cellules nées dans un moment de détresse, nourries par conséquent, à ce moment, de leucocytes dégénérés, pourront se trouver inférieures à ceux-ci lorsque les albumines reprendront rapidement le poids moléculaire normal.

Ces leucocytes chimiquement supérieurs à celles-ci, au lieu de déposer une couche de fibrine sur leur enveloppe, les désagrégeront peu à peu et en feront leur substance. Au contact du noyau, cette fibrine cellulaire inférieure va mûrir, et, après avoir reconquis le poids moléculaire qui lui correspond en ce moment dans l'organisme, elle sera reprise par la cellule normale.

Ainsi, ce merveilleux leucocyte va être encore l'agent de la répartition uniforme des éléments. Il reprendra à droite pour déposer à gauche et vice versa; en un mot, il rétablira l'équilibre entre les tissus de l'organisme.

# Théorie de la Karyokinèse [1]

La partie externe de l'enveloppe de la cellule sera donc une fibrine à poids moléculaire immédiatement supérieur à celui du leucocyte. Pendant que la cellule s'arrondit par sa périphérie, les granulations protoplasmiques ou plastides puisent leurs éléments de constitution dans la face interne de cette même enveloppe. Ces plastides, en vertu des mêmes lois et par les mêmes procédés, vont se condenser au fur et à mesure qu'elles se rapprocheront du noyau vers lequel se dirigent tous les groupements moléculaires qui les constituent. De même que les albumines, de la plus jeune à la plus mûre, sont soudées entre elles, leur bout acide fixant le bout basique de la molécule inférieure, les plastides ou granulations du protoplasma sont soudées également et sont comme les mailles d'un filet convergeant vers le noyau.

On dirait que le nucléole attire à lui, comme pour former un produit nouveau, une partie des molécules des plastides les plus proches que celles-ci reprennent à leur tour à leur voisine, et ainsi de proche

----

(1) Voir les figures I, II, III, IV, V.

en proche jusqu'à la membrane enveloppante de la cellule. Celle-ci, absorbée à son tour par sa face interne, se reconstitue par sa partie externe aux dépens des leucocytes qui viennent à son contact.

Nous voilà à l'enveloppe hyaline du noyau à laquelle viennent en rayonnant se fixer les granulations protoplasmiques. De la partie interne de cette membrane se détache une nouvelle série de granulations ou plastidules qui se dirigent vers le nucléole et se fixent à l'extrémité des filaments chromatiques qui sont les derniers intermédiaires entre les peptones et le nucléole. Ces filaments chromatiques en nombre constant dans une même espèce, enchevêtrés les uns dans les autres, sont demi-solides et partent d'un même point : le nucléole.

Chacun d'eux a l'apparence d'une pile de jetons du jeu de dames dont on aurait intercalé les couleurs, le tout est entouré du suc nucléaire.

Ces filaments sont des faisceaux de molécules de formiates d'albumen accolés les uns aux autres et dirigés dans le même sens comme les fibres de chanvre d'une corde.

Les différences de transparence obser-
vées dans leur longueur viennent probablement de ce que les parties claires
sont les points où se fait la soudure de la
molécule acide du groupement supérieur
avec la molécule basique du groupement
inférieur. Le corps même de la molécule,
étant plus dense, serait plus opaque.

La cellule aura atteint son développement complet lorsque les plastidules, fils
chromatiques, suc nucléaire et nucléole
auront distendu, au maximum, la membrane hyaline qui les enveloppe. Celle-ci
se fendra alors sur deux points diamétralement opposés et se rétractera sur
elle-même, formant ainsi les deux Asters;
ils seront donc composés chacun d'une
moitié de cette membrane. Comme les
granulations ou plastides allaient de l'enveloppe de la cellule de laquelle elles
naissent, à la membrane hyaline à laquelle elles se fixent, celle-ci, en se
rétractant, les entraînera avec elle, d'où
leur orientation vers l'aster.

Comme la moitié des plastides de la
cellule se dirigent d'un côté et l'autre
moitié du côté opposé, il se forme un
espace triangulaire dépourvu de granula-

tions, où le liquide plastidien vient
s'amasser.

De leur côté, les plastidules qui par-
taient de la membrane hyaline, se diri-
geaient vers le nucléole en se fixant à
l'extrémité des fils chromatiques, vont suivre, elles aussi, le mouvement de retrait
de cette membrane, et leurs extrémités
externes, qui étaient réparties sur une
demi-sphère, vont se trouver ramenées
sur un seul point : l'aster.

Leurs extrémités internes feront alors
un angle aigu avec l'extrémité des fils
chromatiques rétractés, qui sont en ce
moment autour du nucléole, comme les
rayons d'une roue autour de leur moyeu,
dans le même plan horizontal. A l'extrémité de chacun d'eux vient, en effet, se
fixer un groupe de colliers de plastidules,
partis des deux asters. De cette façon, ils
sont maintenus dans une situation médiane, tirés en sens contraire par des
forces égales. A ce moment, ces plastidules formeront donc un fuseau dont les
deux bouts seront les asters, et le centre
la roue chromatique.

Le suc nucléaire, comme le montre la
figure, vient en contact avec le liquide

plastidien. Il naît de ce contact, suivant toute apparence, un composé formique qui gonfle les plastides, leur donne l'aspect turgescent qu'on leur connaît. En se gonflant, elles se raccourcissent. Les colliers qu'elles composent exercent donc une traction plus forte sur leurs points d'attache. (Face interne de la membrane d'enveloppe d'un côté, aster de l'autre.)

La simple inspection de la figure fera comprendre que tous les colliers de plastides ne feront pas subir à la membrane enveloppante la même traction. Ceux qui se fixent près de l'équateur de la cellule tireront davantage sur cette membrane, prenant l'astér pour point fixe. Cette partie, tirée également par le collier qui se dirige vers l'aster A et par celui qui se dirige vers l'aster B, se porte en dedans en suivant une ligne intermédiaire. Ainsi commence la segmentation de la cellule.

Les colliers de plastitudes qui, partis de chaque aster, viennent se fixer par couples à l'extrémité des fils chromatiques, se rétractent pour la même raison. Ils tirent donc sur l'extrémité de ce fil en sens contraire et le partagent dans sa longueur. C'est la première segmentation du fil.

Or, cette moitié du fil va elle-même être divisée en deux, parce que le couple de plastidules s'attachant à un angle du fil chromatique que nous supposons carré et les extrémités des deux colliers du même côté se fixant à l'angle opposé, il faudra que le fil se divise en quatre, formant un double W. (Voir la figure VI.)

Sous l'influence de la traction des colliers de plastidules et sous la poussée du suc nucléaire, les fils vont se partager dans toute leur longueur et remonter vers l'aster correspondant. Ils entraîneront avec eux la moitié du nucléole poussée par la moitié du suc nucléaire, poussé lui-même par la moitié du liquide plastidien.

La cellule continue à s'étrangler sous l'influence déjà décrite et arrive à être presque divisée en deux. Les colliers de plastides qui se fixaient à l'équateur de la membrane enveloppante et qui sont les plus distendus vont faire subir alors aux angles de l'aster une traction plus forte. Cet aster, qui n'est autre que la moitié de la membrane hyaline rétractée, va être allongée de nouveau par ces colliers et reformera ainsi la membrane hyaline de la nouvelle cellule. Cet allongement est possible parce que, à ce moment, les sucs plastidien et nucléaire ont épuisé leur action l'un sur l'autre. En reprenant la forme sphérique, l'aster va entraîner dans son nouveau mouvement les extrémités des plastides et plastidules fixées à sa partie interne et externe, et ainsi la nouvelle cellule, moitié de la précédente, aura exactement les mêmes dispositions.

En se partageant dans le sens de la longueur, les filaments chromatiques continueront à conserver leur propriété de transmissibilité de la périphérie au centre du noyau.

Mais ces filaments ne seront-ils composés que de molécules de formiates d'albumen dont les extrémités acides regarderont l'extérieur et les extrémités basiques le centre ?

Nous ne le pensons pas.

## Orientation moléculaire
## de la cellule.

Des phénomènes physiques et chimiques, concourant au même but, mais en sens inverse, nous paraissent nécessaires pour créer l'organisme vivant, qui évolue et se reproduit.

Les phénomènes physiques ont été les premiers en date. C'est par eux (chaleur, lumière, pression) que nous avons vu l'évolution des formiates se faire, en se groupant, s'associant, arrivant jusqu'à la cellule, formant ainsi une demi-vie. Mais pour que ces groupements puissent se reproduire, le phénomène chimique parallèle, consistant à attirer et à fixer l'orientation de la molécule que le phénomène physique pousse dans le même sens, est indispensable. Il y a dans l'évolution de la cellule un moment où les phénomènes physiques sont prédominants, celui pendant lequel se crée la vésicule de de Graaf, cellule en formation. Le phénomène chimique le sera à son tour lorsque cette cellule détachée de l'ovaire sera devenue l'ovule.

Il faut que la force qui pousse la molécule d'albumine vers le noyau soit égale à celle que met ce dernier à l'attirer.

Ainsi, tant que la molécule de formiate d'albumen a évolué vers la vie, elle a été surtout poussée par des forces physiques. La marche s'est toujours faite dans le même sens et *l'orientation des molécules a toujours été de dehors en dedans*, de l'albumine la plus simple ou peptones, jusqu'à la plus complexe, le nucléole.

A ce moment des phénomènes chimiques s'adjoignent pour maintenir et compléter cette orientation moléculaire et faire arriver cette demi-vie à la vie complète.

C'est dans l'évolution de l'œuf, cellule d'où toutes les autres découlent, que nous allons chercher la démonstration de ce nouveau phénomène.

## Genèse de l'œuf.

La vésicule de de Graaf produit un amas de granulations protoplasmiques, ou plastides, entre lesquelles se trouve un liquide moins dense (suc plastidien). Au milieu de ce protoplasma est la vésicule germinative de Purkinge, avec son nucléole ou tache germinative. Jusque là, les phénomènes physiques sont presque seuls en jeu ; c'est la tension artérielle et la chaleur qui ont produit les différentes condensations d'un même radical, allant de la granulation adhérant encore à la membrane de la vésicule et arrivant à la tache germinative.

A ce moment, l'ovule n'ayant pas encore de membrane vitelline propre, on voit naître sur la paroi de la vésicule de de Graaf une cellule qui grossit, pénètre dans le vitellus de l'ovule et se fond avec la vésicule germinative. C'est de la fusion de cette dernière, avec la vésicule embryogène de Balbiani, que naît le germe qui sera le noyau de cette cellule. A peine cette fusion a-t-elle eu lieu, qu'elle détermine la production d'un composé formique qui va réagir de proche en proche sur les éléments les plus voisins, lesquels à leur tour agiront sur leurs cadets, et ainsi s'établira une série ininterrompue de réactions chimiques allant du noyau vers la périphérie.

A ce moment et comme conséquence de ce phénomène chimique surajouté, la membrane vitelline de l'ovule se forme et l'orientation moléculaire première est pour ainsi dire emprisonnée.

Non seulement l'orientation moléculaire va être ainsi maintenue par cette membrane, mais en même temps qu'elle era emprisonnée *la force* résultant de la tension de dissociation de tous les éléments composant l'ovule. Cette force agissant incessamment sur les parois de l'œuf, aura pour effet de pousser à l'augmentation de son volume. Et comme, grâce aux phénomènes chimiques nouveaux, d'autres éléments pénétreront sans cesse dans cet ovule, on voit que, *tension de dissociation d'un côté, réaction chimique de l'autre, l'œuf continuera son évolution.*

Celle-ci se poursuivra dans l'être aérien jusqu'à ce que l'élasticité des tissus formés fasse équilibre à la tension de dissociation des éléments qui le constituent.

A ce moment, l'être est parfait, la croissance est terminée. Il n'utilisera plus cette force d'expansion qu'à vivre pour se reproduire.

Ainsi, des peptones à la vésicule germinative les molécules sont orientées de la périphérie vers le centre, leur bout acide tourné vers le dehors, poussées par la pression et la chaleur seules. Mais dès que la vésicule embryogène de Balbiani intervient, une nouvelle force, résultat d'un phénomène chimique, se produit, qui non seulement maintient cette orientation, mais l'accentue, car il a pour résultat de faire prendre par le nucléole la dernière molécule des derniers chaînons chromatiques. Ces molécules arrachées à ces chaînons sont de suite remplacées par celles que ces mêmes chaînons prennent à leurs voisins et ainsi de suite jusqu'aux parois de la vésicule de de Graaf qui forme alors la vitelline. Nous allons voir encore l'œuf fécondé tombant sur la muqueuse utérine, se créer une nouvelle enveloppe par le même procédé, avec l'épithélium de cette muqueuse.

Ce mouvement chimique est indispensable pour expliquer la fécondation et la façon dont l'œuf tombant de l'ovaire à maturité, se fixe sur la muqueuse utérine ou toute autre muqueuse. En effet, tant qu'il est resté dans la vésicule de de Graaf il a subi la poussée de la tension artérielle, et les molécules d'albumine qui le constituent sont venues, sans effort de sa part, de l'extérieur à l'intérieur. Mais lorsqu'il sera sorti de cette vésicule, le phénomène physique de la pression sanguine va subitement disparaître, l'œuf devra évoluer cependant quand même, *sans arrêt*. C'est à ce moment périlleux qu'intervient la fécondation.

## La Fécondation
## et le Spermatozoïde.

L'œuf à maturité est une cellule en équilibre parfait. Il tombe, lorsque toutes ses parties constituantes sont au complet. Aussi, devra-t-il être fécondé sur l'ovaire. Pendant qu'il sort de la vésicule de de Graal, les spermatozoïdes le pénétreront. C'est par analogie moléculaire que se fera cette pénétration. Elle est rendue possible par le mouvement moléculaire qui va de dedans en dehors et qui a commencé au moment de l'arrivée de la vésicule de Balbiani dans l'ovule. Sans ce phénomène chimique la fécondation serait impossible. C'est ainsi que le spermatozoïde sera bu par la membrane vitelline, qui prendra à la couche externe de ce dernier les éléments nécessaires à réparer les pertes que lui font subir les plastides qui cèdent incessamment au noyau de quoi évoluer.

Que peut être le spermatozoïde ?

Nous savons qu'il provient du morcellement des cellules des canaux spermatiques. Ces cellules, appelées, suivant la période de leur évolution, du nom des savants qui les ont étudiées (Henle, Kolliker, Sertoli) ont très probablement l'organisation de toutes les autres cellules; les éléments constitutifs peuvent varier légèrement de forme, mais au fond c'est toujours la même disposition. Il n'est donc pas téméraire de penser que chaque spermatozoïde sera formé *d'une partie de chacun des milieux de la cellule mère*. Il sera donc composé d'un collier de plastides de la cellule mâle amenant avec lui un collier de plastidules et, au bout de celui-ci, un fil chromatique.

La tête du spermatozoïde serait composée des plastides rétractées, parties les plus volumineuses de la cellule. La zone de protoplasma que l'on voit entre la tête et le point d'implantation de la queue, ne sera que le vestige de la membrane hyaline à laquelle, nous l'avons dit, viennent s'implanter les colliers de plastides. La queue est composée des plastidules faisant suite aux plastides, enfin d'un demi-fil chromatique.

La cellule de Sertoli, à notre avis, serait la cellule à maturité, au moment

où elle se morcelle pour libérer les spermatozoïdes.

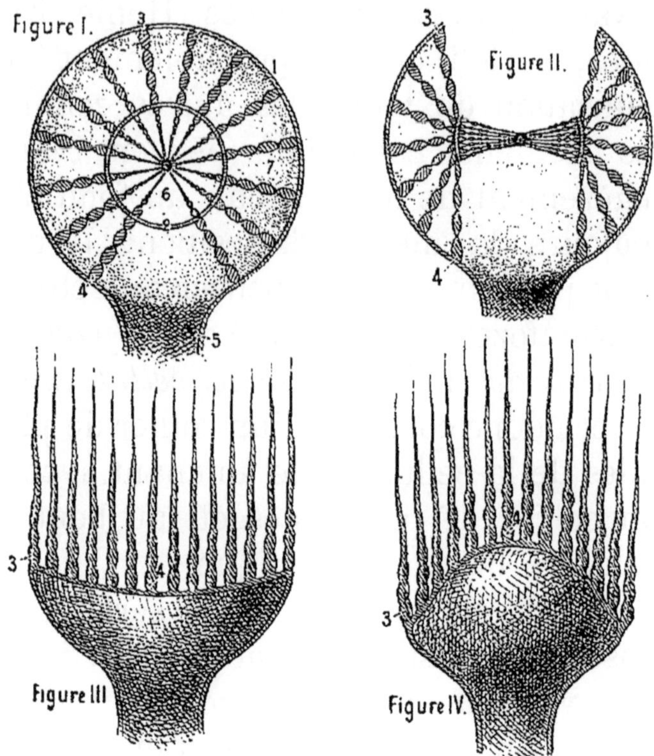


## CELLULE DE SERTOLI A MATURITÉ

*Figure 1.*

1° Membrane d'enveloppe de la cellule ;
2° Membrane hyaline ;
3° Collier de plastide suivi d'un collier de plastidules, et
d'un fil chromatique ; le tout compose un spermatozoïde
dont nous allons suivre les mouvements ;
4° Comme le précédent ;
5° Pied de la cellule. Cette cellule ne recevant d'alimentation que par ce point, il est tout naturel que lorsqu'elle
sera à maturité elle se rompe sur le point diamétralement
opposé qui sera le moins nourri ;
6° Suc nucléaire ;
7° Suc plastidien.

*Figure II.*

Cette figure montre la cellule de Sertoli après la rupture de la membrane hyaline. Les sucs plastidiens et nucléaires venus en contact ont produit de l'acide formique qui, agissant sur les colliers de plastides et plastidules, les rétracte. Sous cette traction la membrane d'enveloppe s'est rompue, et, par l'orifice ouvert, les sucs nucléaires et plastidiens sont expulsés, divisant et entraînant les extrémités internes de ces colliers.

Les extrémités externes fixées sur la membrane enveloppante vont suivre le mouvement de rétraction de cette membrane.

*Figure III.*

La membrane enveloppante se rétractant vers le pied de la cellule, on voit la tête des spermatozoïdes réunie sur ce pied.

*Figure IV.*

La rétraction de cette membrane a continué, et la cellule de Sertoli, au moment où les spermatozoïdes vont se détacher, a cette apparence.

Voici comment on pourrait expliquer cette libération, en appliquant à cette cellule la théorie sur la karyokinèse générale.

A maturité, la membrane hyaline de cette cellule se rompt; immédiatement après, la membrane d'enveloppe en fait autant à la partie diamétralement opposée à son pied. Cette membrane se rétracte vers sa partie fixe, entraînant les extrémités des plastides (qui ne seraient autres que les têtes des spermatozoïdes) et le suc plastidien et nucléaire sont expulsés par l'orifice ouvert. Dans ce mouvement d'éjaculation, ces liquides entraînent et divisent les colliers de plastidules et les fils chromatiques. Ainsi les têtes des spermatozoïdes se trouvent ramenées sur un même point, le pied de la cellule, à laquelle ils adhéreront encore quelque temps. Leur queue ou fil chromatique flotte librement dans la lumière du tube testiculaire.

Mais de même que dans l'œuf chaque système de plastides, plastidules et fil chromatique doit avoir sa spécificité, pour servir dans le développement de l'embryon de point de concentration à des molécules de même composition, de même la cellule ou ovule mâle aura une série de spermatozoïdes dont chacun correspondra à cette spécificité et dont chaque molécule aura un poids immédiatement inférieur à celui de la plastide femelle à laquelle elle est destinée.

Il est logique de penser que la cellule ou ovule mâle a la même disposition que l'œuf femelle. Par conséquent, nous pouvons déduire de cette opinion qu'à chaque plastide spécifique de l'œuf doit correspondre un spermatozoïde de même nature, que pour chaque système de plastides spécifiques il doit y avoir un fil chromatique spécial. *J'en conclus donc qu'il doit y avoir dans la cellule mâle autant de spermatozoïdes que de fils chromatiques dans l'ovule.* C'est dire que pour la fécondation *tous les spermatozoïdes d'une cellule me paraissent indispensables. La cellule mâle se fond tout entière dans la cellule femelle.*

Ce spermatozoïde va laisser une de ses enveloppes à chaque milieu correspondant de l'œuf et, continuant son voyage vers le noyau, il créera des traînées de molécules qui resteront toujours liées entre elles. De ce fait, chaque plastide qui avait déjà un lien chimique avec ses voisines, et par elles de proche en proche avec le noyau, en aura un nouveau.

Mais ce nouveau lien sera orienté d'une façon inverse au premier, c'est-à-dire que la molécule laissée par le spermatozoïde le long de chaque plastide opposera son bout basique au bout acide de cette dernière ; ce sera là l'origine des phénomènes centrifuges de la vie de relation, opposée aux phénomènes centripètes de la vie végétative.

*Il est probable, en effet, qu'à chaque période de l'évolution cellulaire corres-*

*pond la formation d'une branche du sys-
tème nerveux général.* Celui-ci se complète au fur et à mesure qu'évoluent et se
perfectionnent les groupements moléculaires qui créent la cellule.

Le système nerveux sensitif, allant de
la périphérie au centre, date de la première période de l'évolution de l'œuf,
c'est-à-dire de la formation des granulations protoplasmiques de la vésicule de
de Graaf par les phénomènes physiques,
chaleur, pression, lumière. Aussi ce système transmettra-t-il les impressions
produites par ces phénomènes.

Avec l'arrivée de la vésicule de Balbiani apparaît le mouvement chimique de
dedans en dehors qui sera le point de
départ de l'organisation du grand sym-
pathique et présidera aux réactions chimiques de l'organisme.

Le spermatozoïde créera le nerf moteur, nerf de la volonté.

De la fusion de ce spermatozoïde avec
le noyau, résultera un composé formique
ayant une activité chimique plus considérable, qui augmentera le mouvemen
moléculaire déjà commencé de dedans
en dehors, et l'œuf, ainsi pourvu de

provisions et d'énergie, pourra entre-
prendre son voyage, *privé du secours de
la tension artérielle qui apportait, sans
efforts, à son noyau tous les éléments
nécessaires à son développement.*

Le spermatozoïde joue ici le rôle du
leucocyte vis-à-vis de la cellule. Mais
ce rôle est plus élevé, puisqu'il va alimenter tous les milieux de l'œuf et
donner à celui-ci l'énergie nécessaire à
traverser une nouvelle phase de son
évolution vers l'être parfait.

On ne saurait donc admettre que le
spermatozoïde soit l'être tout entier qui se
développerait dans un milieu favorable,
l'œuf.

Dans ce cas, un seul spermatozoïde
suffirait à la fécondation, tandis qu'il est
démontré aujourd'hui qu'il en faut un certain nombre.

C'est à cette organisation qu'est dû le
partage en quatre du fil chromatique au
moment de la segmentation de la cellule.
A maturité, en effet, il y aura deux traînées de fibrilles centrifuges et deux centripètes. Chaque couple de colliers, dont
l'un est centrifuge et l'autre centripète,
entraînera vers l'aster correspondant une

traînée de ces fibrilles. Le centre du spermatozoïde se fondra avec le nucléole, les centres des corps s'adapteront, s'accoleront avec le demi-filament chromatique formé par le premier mouvement moléculaire de dehors en dedans. Le nucléole sera ainsi en relations parfaites avec toutes les granulations protoplasmiques, puisque les spermatozoïdes, en les traversant, se sont combinés avec chacune d'elles.

Le spermatozoïde a donc apporté à l'œuf l'énergie nécessaire pour continuer son évolution et passer de l'état de cellule fixe à celui de cellule libre, se suffisant à elle-même. En tendant des fils sur son passage, il donne au nucléole, tête de l'être futur, la possibilité de transmettre aux extrémités des impressions nées de lui, tandis que jusqu'alors, le centre subissait fatalement les phénomènes de la chaleur, de la pression et de la lumière, sans intervention de sa part.

L'œuf en évolution roule dans les trompes et va vers l'utérus. Il continuera son voyage jusqu'au moment précis où le supplément de vie apporté par les spermatozoïdes sera épuisé. Le noyau, en effet, continue de puiser dans le proto-toplasma environnant, celui-ci dans la membrane vitelline ; cette dernière, à son tour, puisera dans l'épithélium utérin et s'y fixera. Cet épithélium deviendra alors la partie externe de la membrane vitelline.

On comprendra ainsi comment l'œuf, retenu en route par une raison quelconque, se fixera sur n'importe quelle muqueuse, dans les trompes ou dans la cavité péri-tonéale, dès que ses provisions seront épuisées.

A ce moment, la tension artérielle recommence à se faire sentir pour en-voyer les albumines vers le nucléole de l'œuf et tuméfier la muqueuse autour du premier point d'attache, ce qui facilitera le contact de la vitelline avec cette muqueuse. Le même phénomène continuant à se produire, l'œuf sera bientôt entièrement enveloppé, la face externe de la vitelline se confondra avec l'épithélium utérin. Ainsi entouré de toutes parts par la muqueuse et recevant par le fait de la tension artérielle les principes indispensables à son dévelop-pement, il continuera son évolution.

Comme toutes les cellules de l'organisme proviennent du dédoublement de celle-ci, il nous est permis de croire que les molécules constituant chaque cellule auront la même orientation.

Nous voyons donc : 1° Que ces corps albuminoïdes si différents en apparence ne sont que des condensations, des modifications de la même substance en évolution ; 2° Qu'ils forment une chaîne ininterrompue allant des peptones aux nucléoles ; 3° Que cette évolution se fait grâce à des phénomènes physiques et chimiques. Les premiers poussant la molécule albumine de bas en haut, orientent toutes les molécules de dehors en dedans ; c'est la tension artérielle. Les seconds maintiennent cette orientation et la rendent indépendante des premiers. Enfin, les spermatozoïdes en déterminent une nouvelle, en sens contraire, juxtaposée à celle-ci.

Ainsi, l'organisme tout entier ne formera qu'un tout admirablement uni. Les moindres changements apportés par les phénomènes extérieurs à l'une quelconque de ses parties retentiront immédiatement sur l'ensemble.

# Les glucoses, source des formiates et du mouvement moléculaire.

Partis des peptones, nous avons suivi les formiates dans leur évolution et leurs transformations en albumines de plus en plus denses, enfin en leucocytes ou fibrines jeunes, en fibrines adultes ou membrane enveloppante des cellules. De celle-ci, nous sommes passés au protoplasma, à la membrane hyaline, aux filaments chromatiques et enfin au nucléole.

Mais il faut que ce mouvement moléculaire soit ininterrompu. Comment donc va se produire la poussée continue de bas en haut? Comment les albumines jeunes s'adjoindront-elles de nouveaux formiates pour mûrir et évoluer incessamment?

C'est la substance glycogène et les glucoses dissous dans le sang qui, sous l'action de l'oxygène du globule rouge et des ferments solubles répandus dans le torrent circulatoire par le leucocyte, vont se transformer en acide formique avec dégagement de chaleur et produire ce mouvement ascensionnel constant. Ce sont les atomes constitutifs de l'amidon qui, revenant à leur état premier, vont rendre la chaleur et la force qu'ils avaient emmagasinées en se condensant pour arriver jusqu'au sommet des composés ternaires.

*Nous verrons que si la trame même de tous les organismes vivants est faite de formiates, l'énergie, la force, le mouvement leur est donné par le soleil ayant pour intermédiaire encore un composé formique : la formaldéhyde.*

**La graine germant produit des formiates qui, en se condensant, créent les albuminoïdes.**

Pour bien saisir l'immense rôle de la formaldéhyde et des glucoses dans les organismes vivants, approfondissons leur organisation et leur désorganisation.

Sous l'influence de la chaleur et de l'eau, facteurs indispensables, la graine du végétal pendant la germination consomme d'abord beaucoup d'oxygène et rend peu d'acide carbonique. Celui-ci paraît avoir été soustrait sous forme d'oxyde de carbone C O (Boussingault). Une proportion assez forte d'hydrogène se dégage aussi (Schultze).

A cette période de son développement le végétal ne prend pas d'acide carbonique à l'air, il lui est même nuisible (Saussure).

Le germe tire donc des cotylédons tous les éléments nécessaires à son évolution, c'est l'œuf de la plante.

Par quel mécanisme physico-chimique se produit cette évolution ?

Sous l'influence de l'humidité et de la chaleur, le ferment contenu dans la graine agit sur l'amidon et le dédouble. Les cellules qui composent le germe bénéficiant de l'énergie potentielle, résultat de ce dédoublement, prolifèrent. Comme cette énergie potentielle est utilisée au fur et à mesure de sa production, les dédoublements continuent et l'amidon se transforme en glucoses, acides lactiques, acétiques, enfin, formaldéhyde.

A ce moment, le groupement $CO H^2$ dont le pouvoir chimique est augmenté par la température, conséquence de la régression des glucoses, prend à l'air un atome d'oxygène et fait $C O^2 H^2$, acide formique. Celui-ci se fixe en partie sur les sels alcalins contenus dans la graine et fait des formiates; l'autre partie continuant à s'oxyder se transforme en $CO_2 + H_2O$, qui s'élimine.

Cet acide carbonique a été enlevé à la plante, comme le pensait Boussingault, sous forme de $CO$. C'est ainsi que la graine perd du carbone pendant cette période fœtale.

Sous cette première poussée, les cellules du germe vont sécréter leur première chlorophylle dont MM. Gautier et Mitiriazeff ont montré l'énergique pouvoir réducteur.

Celle-ci réduit alors $H_2O$ et met $H_2$ en liberté. Or, on sait que l'hydrogène naissant en présence des bicarbonates alcalins donne des formiates $H_2 + CO_3HK = CO_2HK + H_2O$. Nouvelle production de formiates.

Mais cette chlorophylle pourra aussi réduire la potasse si abondante dans la graine. $KOH$ va être disloquée. $O$ se fixera sur la chlorophylle, $H$ s'éliminera et sera l'hydrogène trouvé dans l'atmosphère entourant la graine, $K$ sera ramené à l'état de potassium.

Or, MM. Kolbe et Schmitt ont montré que K, en présence de l'acide carbonique et de l'eau, forme des formiates et des bicarbonates.

$$2K + 2CO^2 + H^2O = CO^2HK + CO^3HK.$$
Formiate bicarbonate.

Ici l'acide carbonique utilisé ne vient pas du dehors, mais de l'oxydation de $CO^2H^2$, premier mouvement chimique de la germination. *C'est pour cela que la quantité d'acide carbonique rendu ne correspond pas à l'oxygène consommé.*

Ainsi le germe s'est développé sans recevoir d'autre secours de l'extérieur que l'oxygène et l'eau, et nous voyons toutes les réactions se produisant à ce moment donner naissance à des formiates. Il n'est donc pas téméraire de penser que ces sels sont la base des tissus végétaux, qu'ils se sont condensés, soudés entre eux, comme nous allons voir la formaldéhyde le faire.

La jeune tige a épanoui ses premières feuilles à l'air et à la lumière, et en même temps lés radicelles ont plongé dans le sol. La plante est sortie de son œuf, elle est sevrée, elle va puiser dans l'air et la terre les éléments nécessaires à son développement et devenir adulte.

Elle est alors assez puissante pour produire le seul travail que l'organisme animal ne peut accomplir : souder les trois éléments C.O.H.

Pourvue de racines et de feuilles, elle secrète abondamment de la chlorophylle.

Sous l'influence de la lumière, celle-ci va continuer les réactions chimiques indiquées plus haut. Seulement, cette fois, l'acide carbonique sera prélevé sur l'atmosphère ambiante.

Pendant la germination la plante n'avait pas d'organes assez développés pour prendre à l'air la quantité de $CO_2$ qui lui était indispensable, tandis qu'à présent, ayant une surface d'absorption immense par rapport à sa tige, elle pourra puiser largement cet élément dans l'atmosphère.

D'un autre côté, arriveront, par les racines nitrates, carbonates, phosphates, sulfates qui se grouperont autour des formiates et formeront les albuminoïdes, en se condensant.

L'acide carbonique absorbé par les feuilles sera-t-il réduit par la chlorophylle comme Mitiriazeff en a démontré la possibilité, ou sera-t-il fixé de toutes pièces dans la plante par la réaction de Kolbe et Schmitt?

Suivant toutes probabilités, il subira ces deux actions.

Il paraît probable, d'après les expériences de Mitiriazeff, que la chlorophylle n'est pas unique; il y a des chlorophylles, ou, pour mieux dire, il existe un corps chlorophyllien qui évolue, *qui augmente de densité et aussi de puissance réductrice avec l'âge de la plante et sa tension intra-vasculaire.* $CO_2$ sera donc transformé par la chlorophylle en $CO$ qui, en présence de $H_2O$ et d'un alcali comme la potasse, formera de l'acide formique, $CO + H_2O = CO_2H_2$. (Synthèse réalisée par M. Berthelot.)

Le pouvoir réducteur de ces chlorophylles continuant à s'exercer sur la partie d'acide formique non utilisée sur le moment, en fait de la formaldéhyde $CO_2H_2 - O = COH_2$ qui se condense, se tasse, grâce : 1° à la tension intro-vasculaire de la plante; 2° à son énergie chimique non saturée; 3° au milieu réducteur, et fait les glucoses et amidons.

Ce seront là les réserves, la graisse du végétal.

Il paraît très improbable que $COH_2$ soit le résultat de la soudure directe de l'oxyde de carbone et de l'hydrogène, rendus libres par l'action de la chlorophylle sur l'eau et l'acide carbonique.

S'il en était ainsi, la première réaction chimique qui se produit dans la germination étant celle-là, nous verrions un organisme vivant faire des réserves, des économies, avant d'avoir encore rien acquis, et nous savons que dans la germination la quantité de $COH_2$ non seulement n'augmente pas, mais diminue.

Mais d'où viendra l'oxygène que rend le végétal pendant le jour? Certainement pas de l'acide carbonique absorbé. Les chlorophylles sont réductrices, elles ne fixent pas le carbone mais l'oxygène, c'est donc $CO$ qui devrait se dégager et non pas $O$. Le carbone n'est donc fixé dans la plante que par *une action chimique indirecte*. La réaction de Kolbe et de Schmitt, énoncée plus haut, me paraît donner l'explication de ce phénomène.

A notre avis, l'oxygène dégagé proviendrait de la décomposition, dans les tissus de la plante, des nitrates provenant du sol; aussi ce phénomène ne se produit-il pas pendant la germination, alors que la plante ne reçoit rien du dehors.

Ce dégagement d'oxygène ne se produit pas davantage dans la plante enracinée, pendant la nuit, parce que la chlorophylle, perdant son pouvoir réducteur dans l'obscurité, ne peut plus décomposer les sels venus du sol.

Le végétal devra vivre cependant, évoluer sans arrêt, même en l'absence momentanée de lumière; pour arriver à ce résultat, il va reprendre pendant la nuit son premier mode d'existence, celui de l'embryon.

La lumière disparaissant, la tension de dissociation des sels formiques (cœur de la plante) contenus dans la sève diminue, ainsi que la pression intra-vasculaire.

A ce moment, les glucoses, moins comprimés, sont intervertis par les ferments solubles contenus dans les tissus; ils redescendent la série des composés ternaires et repassent à l'état de formaldéhyde.

Celle-ci s'oxyde alors, formant de l'acide formique, dont une partie se dégage sous forme d'acide carbonique et d'eau (transpiration de la plante); l'autre se combine avec les sels contenus dans la sève, forme des formiates qui continuent la poussée ascensionnelle du végétal.

Ainsi la plante utilisera pendant la nuit l'amidon et les glucoses emmagasinés le jour. Pour arriver à ce résultat, il faut qu'elle absorbe de l'oxygène rendu en partie sous forme d'acide carbonique.

Les glucoses sont donc emmagasinés le jour et sont bien fonction chlorophyllienne.

Pour s'oxyder, la formaldéhyde a besoin de chaleur: elle utilisera celle qui se dégagera du dédoublement de l'amidon et des glucoses. Cette réaction refroidira donc progressivement la plante *qui se couvrira de rosée*, surtout vers le matin.

Si nous poussons plus loin l'analyse de ce groupement $C\,O\,H^2$, nous verrons que son énergie chimique est incomplètement saturée.

En effet, chacun des atomes $C$ et $H^2$ peut fixer l'un, deux atomes d'O, l'autre un seul, soit trois atomes d'O pour les deux. Or, dans ce groupement il n'y a qu'un seul atome d'O pour satisfaire cette énergie et cependant $CO H^2$ est en équilibre, il est stable *à une température* ne dépassant pas 35°. On peut conclure de ces faits que les atomes $C$ et $H^2$ ont des énergies variables, puisque $C$ peut faire $CO$ et $CO^2$ et $H^2$, $H^2O$ et $H^2O/2$.

En effet, cette énergie chimique varie avec la température ou la lumière. Si nous mélangeons de la formaldéhyde et de l'eau oxygénée, rien ne bouge à la température ordinaire, *mais si nous chauffons doucement dès que la température arrive de 35° à 40°, la formaldéhyde acquérant une activité nouvelle fixe un atome d'O et se transforme en acide formique; celui-ci, à son tour, à la même température, fixant un atome d'O se transforme en* $CO^2 + H^2O$.

$$2 (C O H^2) + O^2 = 2 C O^2 H^2$$
$$2 C O^2 H^2 + O^2 = 2 (C O^2 + H^2 O)$$

C'est très probablement à cette énergie chimique augmentant avec le rayon de soleil que $CO H^2$ doit le pouvoir de se souder à lui-même et de former ainsi des corps de plus en plus denses, composant la série des corps ternaires.

La condensation de la même molécule n'est possible que dans un milieu réducteur et sous pression ; en présence d'O, $CO H^2$ s'oxyderait de suite.

Nous voyons donc que la température ou la lumière solaire ont une action considérable sur le groupement $CO H^2$, comme nous avons vu, à propos des formiates, qu'elle en avait une sur $CO^2 H^2$.

Si l'on examine la formule des formiates au même point de vue que celle de la formaldehyde, on voit que leur énergie chimique est incomplètement saturée. Ces composés auront donc les mêmes raisons de se souder entre-eux et de varier d'énergie avec la lumière, la température ou la pression.

De l'analyse de cette molécule $CO H^2$, est née la conviction que la régression des glucoses a deux périodes bien distinctes.

Dans la première, ils perdent l'énergie qui maintenait les groupements $CO H^2$ soudés entre eux et par conséquent dégagent de la chaleur.

Dans la seconde, cette chaleur augmente l'activité chimique de chaque groupe $CO H^2$ libéré, qui s'oxyde s'il est en contact avec l'oxygène.

Nous avons eu d'abord production de chaleur et ensuite absorption d'une partie de cette chaleur pour l'oxydation complète de $C\ O\ H^2$ avec retour à $C\ O^2 + H^2\ O$, après son passage en $C\ O^2\ H^2$.

Nous trouverons dans les lignes qui précèdent l'explication de l'action de l'eau oxygénée dans la digestion et sur les plaies.

Cette substance facilite l'oxydation des glucoses du sang déjà intervertis et produit de l'acide formique, d'où sa puissance antiseptique.

La même action se produisant dans l'estomac sur les glucoses contenus dans les viandes absorbées en facilitera le dédoublement. Nous verrons plus tard, en effet, que l'acide formique est le principe actif de la digestion.

Enfin nous renverrons le lecteur à ces dernières lignes, pour analyser avec lui le phénomène du frisson au début des maladies aiguës.

Quel sera le mécanisme de la régression des composés ternaires? Un simple coup d'œil sur la formule chimique de ces corps nous permettra de le découvrir. Voici une partie de la série :

$$\underset{\text{Saccharose}}{C^{12}\ O^{12}\ H^{24}} \qquad \underset{\text{Glucose}}{C^6\ O^6\ H^{12}}$$

$$\underset{\text{Acide lactique}}{C^3\ O^3\ H^6} \qquad \underset{\text{Acide acétique}}{C^2\ O^2\ H^4} \qquad \underset{\text{Formaldéhyde}}{C\ O\ H^2}$$

$$\underset{\text{Acide formique}}{C\ O^2\ H^2} \qquad \underset{\text{Acide carbonique}}{C\ O^2} \qquad \underset{\text{Eau}}{H^2\ O}$$

Nous voyons que la molécule de chacun de ces corps perdant une partie de la force qui tient ses éléments en cohésion se partage en deux jusqu'à l'acide lactique.

Celui-ci ayant un nombre impair d'éléments se coupe en deux parties inégales : deux éléments d'un côté, c'est l'acide acétique, et un seul de l'autre, c'est la formaldéhyde.

Celle-ci, grâce à la chaleur dégagée par la segmentation de la molécule lactique, acquiert de l'énergie, s'oxyde et fait $C\ O^2\ H^2$ puis $C\ O^2 + H^2\ O$.

Que faudra-t-il pour faire régresser ces composés ternaires ? *Presque rien, en présence de l'oxygène.* Qu'un corps nouveau, chargé d'une énergie, d'une électricité de nom contraire à celle qui tient ces molécules jointes vienne en neutraliser une infime partie, et ce corps qui était en équilibre parfait va se diviser forcément en deux parts égales.

L'énergie rendue libre par cette segmentation se dégage sous forme de chaleur, et *agissant sur les deux tronçons de cette molécule leur donne une cohésion plus grande, à l'abri de l'oxygène.*

Nous savons, en effet, que l'énergie chimique de ce groupe $CO H^2$ augmente avec la température.

Si rien ne vient enlever cette chaleur, au fur et à mesure qu'elle se produit, les deux tronçons seront assez solides pour résister à l'action désélectrisante du corps nouveau. Comme il se dégage d'autant plus d'énergie que les molécules se sont partagées plus de fois, la régression des corps ternaires s'arrête vite.

Mais si, par un moyen quelconque, on épuise continuellement cette énergie rendue libre par la segmentation, les tronçons des molécules n'augmentant pas de cohésion, le même corps désélectrisant pourra continuer ses effets et permettre la régression complète et le retour en $CO^2 + H^2O$, en présence de l'oxygène.

Il n'est donc pas utile pour faire régresser les composés ternaires qu'un corps nouveau neutralise *toute leur énergie potentielle* ; il suffit pour diviser

en deux ces molécules en équilibre parfait : 1° qu'une parcelle infinitésimale de
leur énergie leur soit enlevée ; 2° que
la partie d'énergie non neutralisée et
devenue libre par le fait de la segmentation soit enlevée d'une façon continue
pour qu'elle ne vienne pas s'ajouter à
celle qui tient les molécules des deux
tronçons jointes.

C'est ainsi, nous allons le voir, qu'agissent
les ferments figurés. Leurs toxines, même
à dose infinitésimale, neutralisent une
partie infime de l'énergie de ces molécules qui, perdant leur équilibre, se coupent
en deux ; le ferment utilisant de suite
l'énergie en excès, les dédoublements
continuent.

Les toxines, ou ferments solubles, sont
donc des corps chargés d'une énergie de
sens contraire à celle des glucoses,

Un premier effort a donc été nécessaire
pour disjoindre d'abord, souder ensuite,
en les comprimant, $CO^2 + H^2O$. A chaque
production nouvelle de $COH^2$, le même
effort se produit pour ajouter $COH^2$ à
lui-même, le tasser, produire des corps
de poids moléculaire de plus en plus
dense, dont les principales étapes sont la

formaldéhyde, les glucoses, l'amidon.
Pour lier ces atomes et condenser ces
molécules, il a fallu l'énergie solaire.
Nous comparerons ces composés à des
piles de pièces de monnaie dont chacune
est représentée par $COH^2$ et soumise à
deux forces inégales et de sens contraire.
L'une, qui maintiendra ces pièces collées
les unes aux autres, comme si elles
étaient aimantées, sera l'énergie potentielle ; l'autre, sorte de ressort à boudin
placé entre chaque pièce tendant à diviser ces molécules qui n'ont été jointes que
par un effort, sera la tension de dissociation.

$$\text{Glucose.}\ldots\left\{\begin{array}{ccc} C & O & H^2 \\ C & O & H^2 \\ C & O & H^2 \\ C & O & H^2 \\ C & O & H^2 \\ C & O & H^2 \end{array}\right.$$

Tant que l'énergie potentielle sera
supérieure à cette tension de dissociation,
le corps restera en équilibre. Mais que,
pour une raison quelconque, l'énergie
potentielle diminue progressivement, les
pièces seront de moins en moins liées. Si

elle disparaît, les pièces vont tomber et se disjoindre. Il pourra arriver que cette disparition de l'énergie potentielle ne porte que sur un élément de la pile de monnaie, et cette dernière sera coupée en deux, en quatre, suivant le nombre de pièces désaimantées.

Enfin, dans un tronçon de pile, il pourra arriver que toutes les pièces ne soient pas également aimantées et, par conséquent, inégalement distantes les unes des autres. C'est ainsi qu'on aura des corps à poids moléculaire identique, mais à physionomie différente. Tel l'acide lactique $C^3O^3H^6$ qui est le même, atomiquement parlant, que l'acide sarcolactique $C^3O^3H^6$ et qui n'a pourtant pas la même puissance chimique. Les atomes constitutifs de la formaldéhyde, eux-mêmes, $COH^2$ sont tenus soudés entre eux par une énergie potentielle qui est supérieure à leur tension de dissociation à une température basse. Si cette énergie devient inférieure et diminue, les atomes de cette molécule qui n'ont aucune tendance naturelle à s'allier entre eux vont reprendre leur état premier. Pour former la formaldéhyde, la plante a dû réduire les groupes $CO^2$ et $H^2O$. Aussi, dès que la force qui maintient ces atomes soudés disparaîtra, CO fixera l'O nécessaire à faire $CO^2$, et $H^2$ en fera autant.

Tous les corps organisés provenant de ce groupement, devront donc, pour revenir à l'état premier :

1° Perdre leur énergie potentielle;
2° S'oxyder.

## Rôle des ferments.

C'est pour ces deux transformations que la présence des ferments est nécessaire.

Il est très invraisemblable que les ferments figurés aient dans les fermentations le rôle qu'on leur attribue jusqu'à présent. Ce rôle consisterait, pour les ferments aérobies, à prendre l'oxygène de l'air et à le fixer sur les glucoses. Comment comprendre qu'un organisme vivant prenne un corps quelconque, l'assimile et le rende sous la même forme. Quand un organisme, grand ou petit, puise dans l'air ou dans les aliments un corps quelconque, c'est pour le transformer. Les ferments figurés ne peuvent donc prendre à l'air de l'oxygène qu'ils fixeraient, sans transformation, sur les glucoses.

Nous trouverons l'explication de leurs moyens d'action dans la découverte que M. Berthelot a faite de l'invertine, ce ferment soluble sécrété par la levure de bière et qui nous paraît être, pour cette dernière, ce que les toxines sont pour les microbes. Cette invertine a la propriété de dédoubler la saccharose pour la transformer en glucose et lévulose : $C^{12} H^{22} O^{11} + H^2 O = C^6 H^{12} O^6 + C^6 H^{12} O^6$, deux substances ayant le même poids moléculaire, mais ayant inégalement perdu de leur énergie potentielle. Voici, du reste, l'expérience par laquelle M. Gautier met en évidence l'action de cette invertine avec ou sans le ferment qui la produit: « Prenons un peu de cette levure à l'état frais et plaçons-la dans un gros tube de verre B exactement fermé en bas par du papier parchemin bien ficelé autour du tube qui plonge dans une solution à 20/100 de sucre de canne en A. L'appareil peut être construit de façon qu'il ne contienne plus ou presque plus d'air, et que les gaz qui pourraient se former soit dans le tube B, soit dans le flacon A, puissent être

recueillis séparément sur le mercure.
Plaçons le tout dans une étuve à 20° ou 30°.
Bientôt, grâce à la dialyse, le liquide sucré
du flacon A passera à travers le septum
de papier parchemin B et arrivera au
contact de la levure ; celle-ci, au contraire,
incapable de traverser le papier parche-
chemin, ne laissera dialyser en A que ses

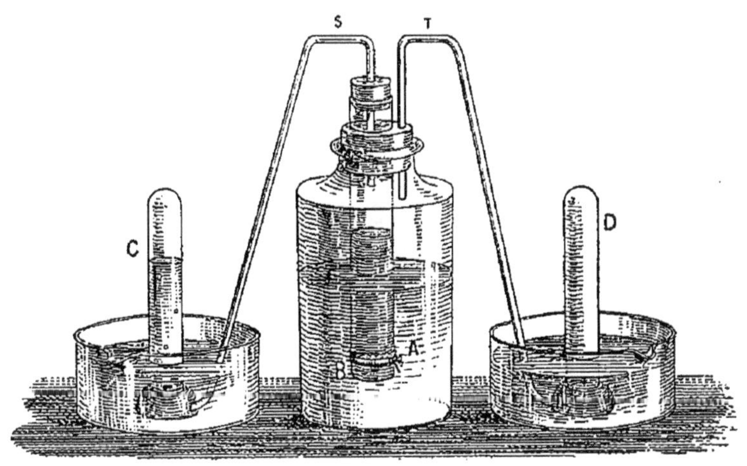

parties solubles. Au bout de quelques
heures, un gaz se dégagera dans le tube
B où est la levure, et passera dans la
cloche C. Nous pourrons constater que
c'est de l'acide carbonique pur. En même
temps, la liqueur contenue dans le tube B
se chargera d'alcool au contact direct du
ferment. »

Rien de pareil dans la liqueur A, il ne s'y produira ni alcool ni acide carbonique. Mais le saccharose primitif, dissous dans la liqueur, n'en a pas moins été transformé ; il s'est changé en un mélange de deux sucres nouveaux, glucose et lévulose, l'un et l'autre de même composition. Ces deux sucres dérivent de l'hydrolyse du saccharose primitif suivant l'équation :

$$C^{12}\,H^{22}\,O^{11} + H^2\,O = C^6\,H^{12}\,O^6 + C^6\,H^{12}\,O^6.$$

Cette hydratation du saccharose suivie de son dédoublement en deux sucres nouveaux s'est produite sous l'influence d'un agent spécial, d'un de ces ferments solubles dont nous constaterons bien souvent la présence et l'activité dans l'économie animale et dont nous rencontrons ici un exemple pour la première fois. Dans le cas de levure de bière, ce ferment soluble hydrolysant se nomme l'invertine. C'est une substance à la fois azotée, sulfurée et phosphorée, substance spécifique de composition et de constitution analogue aux nucléines des noyaux cellulaires. La levure de bière et beaucoup d'autres levures et moisissures la sécrètent. La moindre quantité de cette invertine dissoute dans l'eau et versée dans une solution de saccharose dédouble aussitôt la molécule de ce sucre en glucose et lévulose, matières sucrées directement fermentescibles, alors que la saccharose ne l'était pas avant de subir ce dédoublement.

Mais tandis que la glycose et la lévulose formées restent inaltérées dans le flacon A, dans le tube B, ces mêmes sucres, au contact direct des cellules de levure, se sont transformés presque poids pour poids, le premier d'abord, le second ensuite, en alcool et acide carbonique : $C^6 H^{12} O^6 = 2 C O^2 + 2 C^2 H^6 O$.

Ceci s'est fait sans que la levure ait consommé une quantité bien sensible d'oxygène. Cette quantité peut devenir presque impondérable si l'on prend toutes les précautions nécessaires. (Arm. Gautier : Chimie de la cellule vivante.)

Que va donc ajouter la présence du ferment au pouvoir de dédoublement des toxines qu'il produit? A notre avis, il n'ajoutera rien, mais il épuisera, pour s'en servir, l'énergie potentielle résultant du dédoublement du saccharose par l'invertine. Cette énergie absorbée et l'invertine sécrétée en plus grande quantité, le glucose et la lévulose seront à leur tour dissociés et transformés, parce que, au fur et à mesure que la dissociation se produira, la partie d'énergie potentielle de ces corps, qui a été rendue libre, sera utilisée par le ferment Dans le cas où l'invertine agit seule, une première dissociation, un premier dédoublement se produit, mais comme l'énergie potentielle rendue libre n'est plus utilisée par le ferment, la dislocation s'arrête là, les corps formés restant chargés d'énergie.

Il est probable que c'est grâce à cette énergie potentielle non utilisée, que la saccharose, dont la formule est $C^{12}H^{22}O^{11}$, a le pouvoir de fixer un élément de $H^2O$ et faire ainsi :

$$C^{12}H^{22}O^{11} + H^2O = 2\,C^6H^{12}O^6.$$

Ainsi, une première dislocation de la saccharose par l'invertine a donné, à l'abri de l'oxygène, du glucose et de la lévulose. La dislocation s'est arrêtée parce que l'invertine avait épuisé ses effets et parce que rien n'enlevait aux corps nouveaux l'énergie potentielle rendue libre. Mais, que le ferment lui-même soit dans la solution de saccharose, et

5.

l'invertine, sécrétée d'une façon continue, conservera toute son activité pour disjoindre les atomes et rendre libre cette énergie potentielle que le ferment utilisera au fur et à mesure de sa production. La dislocation va donc continuer jusqu'à ce que tous les atomes de C et d'H qui ont pu s'oxyder soient transformés en eau et en acide carbonique.

Or, dans le cas qui nous occupe en ce moment, l'oxydation par l'air est impossible : il faut donc que les atomes C libérés prennent dans la molécule, elle-même très ébranlée, ces atomes d'oxygène indispensables à son oxydation.

C'est ainsi que de l'alcool se forme :

| | | | | |
|---|---|---|---|---|
| Alcool . . . . | C | O | $H^2$ | |
| | C | O | $H^2$ | |
| Acide carbo- | C | O | $H^2$ | Glucose. |
| nique . . . . | C | O | $H^2$ | |
| Alcool . . . . | C | O | $H^2$ | |
| | C | O | $H^2$ | |

Par la simple inspection de cette figure, nous verrons d'abord que C est plus réducteur que H ; ensuite, combien disloquée et oxydable sera la molécule d'alcool :

$$\text{Alcool} \dots \dots \left\{ \begin{array}{l} C\ OH^2 \\ C\ H^2 \\ H^2 \end{array} \right.$$

Que le même ferment agisse au grand air, et cette molécule n'aura même pas le temps de se former. Tout s'oxydera en se transformant en $C\ O^2$ et $H^2\ O$.

Ainsi, la molécule $(C\ H^2\ O)^n$ formée de $C\ O^2 + H^2\ O$ avec dégagement d'oxygène, reviendra à son état premier, en passant par tous les intermédiaires, à la condition qu'elle puisse se libérer de la force qui tient unis, malgré eux, les atomes qui la constituent, et que ces atomes puissent retrouver l'oxygène perdu.

Le ferment ne prend aux glucoses que l'énergie potentielle. L'analyse du résidu de ces fermentations le prouve surabondamment. Avec cette énergie, il réunit les atomes suspendus dans le liquide où il se trouve et en forme les corps dont il fait sa substance.

C'est le rayon de soleil qui a condensé dans la plante amidons et albuminoïdes. C'est encore lui qui, par l'intermédiaire des glucoses, va fournir au ferment l'énergie nécessaire pour souder les atomes épars, les charger d'énergie potentielle et faire des albuminoïdes que l'animal pourra utiliser. « *Rien ne se perd, tout se transforme.* »

Enfin, et je ne saurais trop le répéter, dans la rétrocession des glucoses la pression a une influence considérable, au point que cette rétrocession s'arrête sous une forte pression, ou se produit violemment lorsqu'elle cesse.

Quel exemple plus connu peut-on donner que celui de la bouteille de champagne? Dans le vin sont dilués, en proportions bien définies, invertine et glucoses. La bouteille, solidement bouchée, arrête la rétrocession de ces derniers. Lorsqu'on la débouche, l'action de l'invertine sur les glucoses continue à se produire et le gaz s'échappe au fur et à mesure de sa production. Il se forme ici de l'acide carbonique et de l'alcool, parce que le ferment soluble agit à l'abri de l'air. Si cette réaction se produisait en présence de l'oxygène, elle donnerait de l'acide formique si la pression était graduellement diminuée, ou de l'eau et de l'acide carbonique si la pression était nulle.

Nous voyons donc se produire ici le même phénomène que dans les organismes vivants. Le ferment soluble dissocie les glucoses, mais leur énergie potentielle maintenue par la pression ne se dégage qu'au fur et à mesure que les albuminoïdes, jouant le rôle de ferment, l'utilisent.

Le même ferment, à l'abri de l'air ou en présence de ce dernier, transforme la même substance, saccharose, en des produits différents. Son action est toujours la même. Cette transformation du saccharose commence par une dislocation des atomes qui le constituent; c'est le fait de l'invertine, toxine sécrétée par le ferment. Suivant que ces atomes pourront, ou non s'oxyder pour revenir à leur état premier, il se formera de l'acide carbonique et de l'eau, ou de l'alcool, ou tout simplement un produit résultant du dédoublement de la molécule glucose, comme par exemple l'acide lactique.

Tous les ferments, avec la même substance et dans les mêmes conditions, ne produisent pas les mêmes transformations, parce que chaque ferment figuré sécrète un ferment soluble spécial, plus ou moins actif, comme chaque microbe a ses toxines spéciales plus ou moins violentes. Ferments et microbes sont donc identiques.

C'est ainsi que les micoderma vini et aceti ne transformeront pas l'alcool, en présence de l'air, de la même façon.

Le micoderma vini, à toxines très actives, désorganisera toute la molécule alcool et la transformera en eau et acide carbonique ; le micoderma aceti, à toxines moins actives, ne désorganisera l'alcool qu'en partie, ne permettant qu'une oxydation partielle.

Les ferments aérobies produiront seuls, à la surface des liquides, la désorganisation complète de la molécule par oxydation. Les ferments anaérobies ne produiront que des dédoublements ou des corps dans lesquels C, plus réducteur que H, aura pu seul s'oxyder.

Le ferment ne transporte donc rien ; il libère, grâce à ses ferments solubles, des molécules jointes par force : de là, les dédoublements ; il neutralise la force qui liait ensemble les atomes de ces molécules qui, devenus libres, reviendront en s'oxydant à leur état premier $C\,O^2 - H^2\,O$.

Dans l'organisme les glucoses subiront les mêmes transformations; *seulement, comme elles se produiront en présence des cellules jouant le rôle de ferments, et dans un milieu de chaleur constante, de pression uniforme et d'oxydation facile, leur rétrocession étant parfaitement graduée, elles repasseront par tous les intermédiaires qu'elles ont parcourus dans leur marche ascendante dans les tissus de la plante.*

L'avant-dernier terme de cette rétrocession sera l'oxydation de la formaldéhyde. Nous savons que $CH_2O$ a été formée par $CO_2 + H_2O$ avec élimination de $O_2$. Dans cette molécule, le carbone et l'hydrogène sont unis par un atome d'O.

En supposant que la moitié du pouvoir chimique de O soit dévolue à $H_2$ et l'autre moitié à C, on verra que C est bien plus loin de compte pour arriver à $CO_2$ que $H_2$ pour arriver à $H_2O$. Aussi, dans la décomposition moléculaire comme nous l'avons vu pour l'alcool, C s'oxyde d'abord, $H_2$ ensuite.

$COH_2$ augmentant graduellement d'énergie chimique va fixer une première molécule d'O et faire $CO_2H_2$, acide formique, enfin une seconde et faire $CO_2 + H_2O$. A ce moment, l'amidon a rendu à l'organisme agissant toute l'énergie qu'il avait emmagasinée dans la plante, et, devenu corps inerte, il est rejeté sous ses éléments premiers.

Si l'on fait arriver un courant d'oxygène dans un liquide où pullule anaérobiquement un ferment, comme le ferment butyrique, par exemple, la fermentation s'arrête, celui-ci est tué ou sa prolifération entravée. Ce n'est pas l'oxygène qui a produit directement cet effet, mais, grâce à lui, les toxines du ferment ont déterminé une rétrocession complète des composés ternaires avec production d'acide formique. *Le milieu est devenu antiseptique.* Les micoderma vini et aceti ne peuvent agir sur les liquides alcooliques qu'après avoir produit une pellicule qui les isole et qui les met à l'abri du contact immédiat de l'acide formique au moment de sa formation, avant son passage rapide en $CO_2 + H_2O$.

# Du Sang.

Le foie va déverser le glycogène dans le torrent circulatoire. Ce glycogène perdra peu à peu son énergie potentielle sous l'influence du ferment soluble répandu dans le sang par le leucocyte et deviendra glucose.

Glycogène et glucose, atomiquement semblables, ne diffèrent que par une énergie potentielle différente. La molécule glycogène est moins disloquée, moins désaimantée, que la molécule glucose. C'est ce que nous avons vu se produire pour l'acide lactique et sarcolactique. Ces glucoses continueront pour les mêmes raisons à perdre leur énergie potentielle utilisée par les cellules et formeront de l'acide formique. Celui-ci se combinera immédiatement avec les sels alcalins dissous dans le sérum et faisant des formiates, ou formio-phosphates, se fixera sur les albumines jeunes qui, augmentées de poids moléculaire, passeront à leurs aînées une molécule de formiate d'albumen et ainsi de l'une à l'autre. Nous avons vu le même phénomène se produire dans la plante.

Le sang va donc s'appauvrir continuellement en glycogène; mais lorsqu'il re-
passera dans le foie, il s'en saturera de
nouveau et reportera dans le torrent circulatoire cet élément vital par excellence.

C'est du foie, par conséquent, que va
sortir l'élément premier de la molécule
d'albumine, l'acide formique.

Que trouverons-nous donc dans un
millimètre cube de sang de sujet en parfaite santé ?

1° Du glycogène, des glucoses gravi-
tant autour des globules rouges pour
absorber l'oxygène et se transformer en
acide formique.

2° Des albumines de plus en plus denses, soudées entre elles et cédant à leurs
aînées, de même nom, ce qu'elles ont
pris à leurs voisines.

Ces traînées d'albumines sont comme
des colliers de perles dont les grains
iraient en augmentant régulièrement de
grosseur. Chaque grain du collier est
comme un bouton de rose auquel vient
s'ajouter un pétale ou molécule d'albumen, à chaque étape ascendante. Il
grossira donc jusqu'à l'enveloppe de la
cellule. Mais ici, pour continuer sa mar-

che vers le nucléole, ce grain se dépouille d'une molécule à chaque pas en avant, puisqu'il ne reçoit plus rien du sang. Pour passer d'une plastide à une autre, plus voisine du nucléole, cette molécule puise donc l'énergie nécessaire à sa progression dans sa propre substance. C'est en se désagrégeant, molécule par molécule, que le cœur de ce grain, centre vital, arrive jusqu'au nucléole. Comme cette désagrégation moléculaire se fait à l'abri de l'oxygène, comme l'a démontré déjà M. A. Gautier, au lieu de rétrocéder entièrement, ces molécules, à énergie très réduite, formeront des corps dédoublés, réducteurs, sortes d'alcools qui seront la sécrétion propre à chaque cellule et la source des sucs plastidiens et nucléaires.

3° Au milieu de tout cela, des leucocytes roulant entre ces colliers et s'entourant au passage de molécules d'albumine adulte et de même nom, qu'ils entraîneront pour servir de pâture aux cellules de l'organisme. Celles-ci n'élaborent donc rien, elles reçoivent un aliment complet, parfait, identique à leur composition.

Mais le nombre de ces colliers et la

grosseur ou densité de leurs grains, n'est pas la même pour tous les individus, tous les âges.

Un organisme en parfait état d'équilibre, a son sérum saturé de ces colliers dont chaque grain a la densité, la grosseur maxima correspondant à son âge. *On sait, en effet, que de l'état fœtal jusqu'à la puberté, les albumines, fibrines, etc., suivant en cela l'augmentation de la tension sanguine, croissent de poids moléculaire.* Jusqu'à la puberté, parce qu'un organisme prouve la maturité de ses éléments en se reproduisant.

Comme la chaleur et la lumière ont une influence capitale sur la vitesse de cette maturation, on comprendra que l'époque de la puberté soit différente suivant les climats.

*Cette différence de densité pour un même corps aux différentes périodes de son évolution, n'est-elle pas une preuve que ce corps n'est qu'une condensation d'un même radical, d'une même molécule?*

Un organisme pourra donc être imparfait soit par le nombre de colliers, soit par la grosseur de leurs grains. C'est là ce qui donnera au sang une plus ou moins grande fluidité.

Le nombre des colliers pourra être inférieur lorsque l'organisme aura évolué dans un milieu impropre de la fécondation de l'œuf jusqu'à la puberté.

Les grains de ces colliers pourront perdre de leur densité lorsque les dépenses de l'organisme dépasseront les recettes. Mais dans ce dernier cas, le centre des grains, véritable centre vital, persistera longtemps et il sera toujours facile par des moyens hygiéniques de lui rendre ce qu'il a perdu. Il sera toujours très difficile de donner des centres vitaux à ceux qui en auront toujours manqué, ou qui les auront perdus.

Aussi, malheur aux organismes qui, de la fécondation de l'œuf à la puberté, n'auront pas évolué dans des conditions favorables à la création de ces centres vitaux, ils seront les éternelles victimes de la maladie.

Toutes ces albumines ont une élasticité très grande, une tension de dissociation très forte, qui fait de la pression sanguine un phénomène physico-chimique.

L'élasticité artérielle comprime un liquide très élastique lui-même, dont les molécules ne sont tenues soudées que par la pression.

Le résultat de ce phénomène physico-chimique sera :

1° La répartition uniforme et constante de tous ces corps dans l'organisme qui est comme un vase clos.

Que pour une raison quelconque un de ces corps élastiques soit, à un moment donné, très utilisé sur un point de l'organisme, immédiatement ces dépenses seront compensées par le courant qui s'établira vers ce point et qui y apportera le corps similaire ;

2° Tous ces corps tenus en cohésion moléculaire par la tension artérielle à une température déterminée, se dissocieront lorsque température et pression diminueront ou disparaîtront complètement. De là, les modifications nombreuses qui se produisent dans le sang à sa sortie des vaisseaux.

# Modifications des éléments
## du Sang
# et leur sortie des vaisseaux.

La première porte sur la forme du globule rouge. Il paraît probable, en effet, que dans le torrent circulatoire, le globule rouge est réellement globuleux comme son nom l'indique, et qu'il ne prend l'aspect biconcave sous lequel il est décrit qu'après sa sortie des vaisseaux.

Une grande partie de l'oxygène maintenu si faiblement combiné à l'oxyhémoglobine par la pression se dégage instantanément dès que celle-ci cesse d'agir. L'oxyhémoglobine se transforme en hémoglobine qui se cristallise et le globule rouge suivant le mouvement de retrait des cristaux d'hémoglobine se vide, pour ainsi dire, comme une balle de caoutchouc dont on chasserait l'air en la serrant entre le pouce et l'index ; de là, la forme biconcave.

Pourquoi, en effet, les hématies auraient-elles cette forme biconcave, puisqu'elles sont nées, comme nous l'apprend le professeur Hayem, de corpuscules appelés hématoblastes, formiates doubles d'albumine et de peroxyde de fer, qui se sont entourés en roulant dans le torrent sanguin d'albumine de même nom.

Comme le globule blanc, l'hématie naît dans un ganglion lymphatique ou un similaire, la rate, par exemple, et par les mêmes procédés. *C'est une preuve de plus de la spécificité de chaque groupe ganglionnaire.*

En somme, cette hématie n'est qu'un globule blanc à type fer, né de la même façon. L'hématoblaste correspond au lymphocyte, et le globule rouge adulte au globule blanc, largement entouré de fibrine.

Le globule rouge est moins fluide, plus dense, parce qu'il est chargé de l'atome fer. Les réactions incessantes qui se passent en lui, à la sortie et à l'entrée de l'oxygène, durcissent aussi sa fibrine.

De là son élasticité considérable. Une hématie comprimée, dans tous les sens, entre deux lames de verre, reprend instantanément sa forme. Or, cette hématie débarrassée, par un simple lavage à l'eau, de son hémoglobine, *prend de suite la forme globuleuse.*

Un simple traumatisme suffit quelquefois à lui donner cette même forme.

*La chaleur elle-même les rend globuleuses,* et M. Ranvier nous indique un moyen parfait de mettre cette influence de la chaleur en évidence.

Mettez une gouttelette de sang sur une lamelle de verre, touchez rapidement avec une tige de plomb arrivé presque à fusion la face opposée de la lamelle, de telle sorte que le point de contact porte à la zone médiane de la gouttelette de sang, et regardons les effets produits.

Au centre, une zone transparente avec des débris de globules rouges. Autour de cette zone une autre, dans laquelle toutes les hématies sont *incolores* et *globuleuses.* Plus près de la périphérie, les hématies sont encore *décolorées* et *globuleuses* et la plupart émettent des boules sarcodiques isolées ou disposées en chaînes.

Ces phénomènes s'expliquent très bien quand on connaît la très grande sensibilité du formiate acide de peroxyde de fer à la chaleur.



6

Ce sel, qui est la base de l'hémoglobine, se désorganise, se volatilise bien avant la globuline, trame du globule rouge. Aussi, à la partie centrale de la gouttelette de sang très chauffée, le globule a-t-il éclaté comme une bombe ; à la partie moins chauffée, le formiate de peroxyde de fer s'est volatilisé, tandis que la globuline, formiate d'albumen et de potasse, résistait à cette température.

Dès que les cristaux d'hémoglobine ont disparu, l'élasticité de la globuline lui redonne sa forme première.

Les boules sarcodiques qu'émettent les hématies sont dues à la lenteur avec laquelle s'est produit sur ce point le même phénomène. L'hémoglobine, lentement et incomplètement volatilisée, a entraîné avec elle des parcelles de globuline.

On peut déduire de tous ces faits que l'oxyhémoglobine est dissoute dans la globuline ou très faiblement combinée, qu'elle pourra, par conséquent, se dissoudre dans le sang à la suite de la mort de l'hématie ou de ses maladies, ou même par suite d'un changement de densité du sérum. Le noyau du leucocyte procédera de même.

Dépouillé par la cellule qui s'en nourrit, de l'atmosphère fibrineuse qui l'entoure, il se répandra dans le sang où il formera le ferment soluble qui fera rétrocéder les glucoses. *Ce noyau est donc au globule blanc ce que l'hémoglobine est au globule rouge.*

On trouve normalement dans le sang des *hématies globuleuses toujours très petites.* C'est parce que le mouvement de rétraction a porté uniformément sur tous les points et leur a conservé leur forme en la rapetissant.

Enfin, chez les animaux à sang froid, l'hématie est beaucoup plus grande, elliptique et *globuleuse.* Sortie des vaisseaux, elle subit aussi un mouvement de retrait, mais moins déformant que celle des mammifères.

On sait, en effet, que le centre de cette hématie ne contient pas d'hémoglobine; cette substance s'est portée entièrement à la périphérie du globule où elle est plus facilement en contact avec l'air.

Aussi, sortie des vaisseaux, le centre ne sera-t-il l'objet d'aucune rétraction. Celle-ci portera seulement sur le tour elliptique. Les parois étant sur ce point plus rapprochées, la globuline sera imprégnée d'oxy-hémoglobine dans toute l'épaisseur, et la rétraction donnera à l'hématie la forme de deux plats soudés par leur bord libre.

Chez les animaux à sang froid, les changements de forme des globules seront moins considérables que chez l'animal à sang chaud parce qu'ils n'auront à subir aucune modification de température, à peine de pression.

Pour toutes ces raisons, on peut croire à la *forme globuleuse de l'hématie*. Cette forme ne serait pas inutile au fonctionnement de ce corpuscule ; car, suivant toutes probabilités, il gonfle au contact de l'oxygène qui transforme l'hémoglobine en oxyhémoglobine très soluble, tandis qu'il se rétracte au fur et à mesure que cette oxyhémoglobine, cédant son oxygène, redevient hémoglobine. Il y aurait donc là un mouvement de va-et-vient qui ferait de la fonction de l'hématie une fonction physico-chimique, l'élasticité de la globuline facilitant et l'entrée de l'oxygène dans le globule sous forme d'oxyhémoglobine et son expulsion au fur et à mesure que ce sel se transforme en hémoglobine.

Le moment où cette élasticité nous paraît très utile, c'est lorsque l'hématie arrive à l'alvéole pulmonaire, chargée seulement d'hémoglobine, petite et rétractée.

Au contact de l'oxygène, le globule, grâce à son élasticité, gonfle, facilitant ainsi une nouvelle entrée d'oxygène.

La première modification du sang, à la sortie des vaisseaux, sera donc le changement de forme du globule rouge avec expulsion d'oxygène. Celui-ci va agir sur les glucoses déjà interverties, et former de l'acide formique qui, à son tour, agit sur les albumines les plus denses et forme de la fibrine, *d'où coagulation du sang, seconde modification.*

Nous comprendrons ainsi quelles causes retardent ou hâtent cette coagulation.

Les premières seront :

1° Le maintien du sang sous pression. L'expérience de Glenard sur la jugulaire du cheval est concluante à ce sujet.

Après avoir mis à nu la jugulaire d'un cheval, Glenard prend entre deux liens un segment de cette veine pleine de sang. Il enlève ce segment. Si on le place verticalement, les globules rouges tombent à la partie inférieure, les globules blancs

6.

ensuite et, au-dessus, le sérum limpide ; mais rien ne se coagule.

Dans ces conditions, les hématies ont gardé leur forme et l'oxygène qui leur reste ; les glucoses sont en équilibre ; il n'y a pas formation d'acide formique, par conséquent pas de fibrine.

De leur côté, les albumines adultes qui étaient sur le point de se transformer en fibrines dans l'organisme, maintenues fluides par la pression, vont rester telles ; mais que cette pression disparaisse et leur tension de dissociation devenant prédominante, elles se dédoublent en formant un corps fibrineux solide, autre cause de coagulation.

2° Les substances qui neutralisent l'acide formique au moment de sa formation, ou celles qui entravent la régression des glucoses.

Il se produit, en effet, de la fibrine dans le sang extravasé pendant tout le temps qu'il contient des glucoses. Ce liquide évolue encore, il est semi-vivant.

Les provisions de glucoses étant épuisées, la mort du sérum approche. A ce moment prenez de cette demi-vie *in*

*extremis* ; après l'avoir très fortement dé-
fibrinée au centrifugeur, mettez-en dans
deux verres. Sur l'un d'eux, ajoutez une
couche d'huile, puis, avec un compte-
goutte, déposez au centre de ces deux
volumes de sérum quelques gouttes d'acide
formique.

Le sérum, en contact avec l'air, va se
coaguler bientôt. La coagulation commence par la partie supérieure et gagne
de proche en proche le fond du récipient,
en allant plus vite le long des parois du
vase, et forme bientôt un bloc résistant
fibrineux.

L'autre, sous la couche d'huile, restera
très longtemps sans bouger. Après de
longues heures, il se forme à *la partie
inférieure* du vase un coagulum mou,
gris, puriforme, qui met beaucoup de
temps à prendre un peu de consistance et
augmente de bas en haut.

Il est bien évident que la différence
dans la marche de ces deux coagulations
tient exclusivement à l'influence de
l'air.

Dans le premier cas, une partie de
l'acide formique ajouté a servi à activer
la transformation du glycogène restant

en glucoses, et ceux-ci, au contact de
l'oxygène de l'air, se sont transformés en
acide formique avec production, sur ce
point, de fibrine. Au fur et à mesure que
l'oxygène pénètre la masse, le caillot se
produit. Après avoir commencé par la
couche supérieure, il se forme plus vite
le long des parois du récipient ; le centre
de la masse se solidifie plus lentement.
On dirait que l'air glisse entre le verre et
le liquide. La partie non utilisée à
la transformation des glucoses servira
directement à la formation de la
fibrine.

Dans le second cas, l'air n'arrivant pas
au contact du sérum, le glycogène et les
glucoses ne bougent pas et l'acide formique ajouté sert exclusivement à former,
en commençant par la partie inférieure,
une fibrine molle, grisâtre, aspect dû
probablement à ce que l'acide formique
naissant a une action plus grande que
celui du commerce.

Les causes, au contraire, qui hâteront
la coagulation du sang seront le battage,
qui facilitera le dédoublement des albumines en rompant les molécules ; enfin,
l'air, la lumière, la chaleur.

# De la Digestion.

Nous venons de voir comment mûrissent les albumines, quelles transformations elles subissent dans le sang, voyons maintenant comment elles y pénètrent.

La plante ou le ferment ont seuls le pouvoir de prendre à l'air et au sol les éléments premiers, de joindre, de cimenter les atomes, les uns avec les autres, sous l'influence du rayon solaire.

La plante associe le carbone avec l'hydrogène et l'oxygène et fait avec $CO\,H^2$ les glucoses et les amidons. A ce premier groupement, elle ajoute phosphore, azote, soufre, etc., et produit ainsi les albuminoïdes.

L'animal, organisme agissant, prend ces deux séries de groupements ; il fixe les albuminoïdes dans ses tissus, en fait sa substance ; il utilise les autres, les glucoses, en prenant leur énergie potentielle. *Les uns forment donc la charpente, les seconds donnent l'énergie, le mouvement.*

Cette assimilation se fait par l'intermédiaire de la digestion.

Partis des peptones, nous sommes arrivés par des condensations continues à constituer les albumines de plus en plus denses, fibrines, protoplasmas, nucléoles. Pour revenir de ces albuminoïdes compliqués aux peptones, il faudra redescendre l'échelle en repassant par tous les intermédiaires.

Un fait très remarquable, c'est que les tissus des organismes vivants, surtout le musculaire, sont composés de telle sorte qu'ils peuvent rétrocéder, se digérer en partie eux-mêmes.

Les albuminoïdes composant la chair musculaire étant après la mort de l'animal sous une pression nulle, ont une grande tendance à se dissocier. Si la température reste à 38°, la dissociation se fait très vite ; lentement si la température est basse.

Mais pour qu'elle ait lieu avec retour complet aux peptones, il faut que la molécule d'albumine retrouve à chaque degré en descendant la molécule d'acide formique qu'elle avait perdue à chacun, en montant. Or, le muscle est riche en glycogène ; ce dernier, grâce à l'air introduit dans l'estomac par la mastication, se transforme en acide formique ; la chair musculaire retrouve ainsi, en partie, le moyen de revenir à son état premier : les peptones.

C'est cette réaction qui explique la présence des peptones dans la chair des animaux abattus depuis quelque temps.

Sur ces données, jai fait agir de l'acide formique sur des viandes à une température de 40° et j'ai obtenu une digestion à peu près complète de ces viandes avec formation de peptones. J'ai donc conclu que l'acide formique était l'élément indispensable de la digestion tandis que l'acide chlorhydrique n'en était que l'adjuvant, servant à décalcifier les aliments absorbés et à mettre en contact immédiat les albumines libres et l'acide formique.

M. Charles Richet a démontré que si l'acide chlorhydrique est l'acide de la digestion, en tous cas il n'est pas libre dans le suc gastrique.

D'après M. A. Gautier, lorsqu'on fait agir cet acide sur de la fibrine, il se forme un corps semblable aux peptones, mais qui se précipite par neutralisation : ce sont des syntonines. Les peptones produites par l'action du suc gastrique sont imprécipitables par neutralisation.

Si l'on porte à 100° le suc gastrique en vase clos, il reste acide, mais perd ses propriétés peptonisantes, comme les composés formiques qui se décomposent vers 50°.

Enfin, le suc gastrique contient un acide organique, parce que :

1° Il ne dissout pas l'oxalate de chaux qui se dissout dans les acides minéraux;

2° Il n'intervertit que très faiblement à la température d'ébullition le sucre de canne lequel faiblement interverti par les acides organiques, l'est violemment par les acides minéraux.

Enfin, le suc gastrique, de même que l'acide formique, est un très puissant antiseptique.

Les solutions d'Hcl dégagent dans le vide partiel, à une température de 60 à 80°, des vapeurs acides, tandis que le suc gastrique ne donne pas lieu au même dégagement. Pour toutes ces raisons, résultat des analyses de MM. A. Gautier et Ch. Richet, je pense que le principe essentiel, nécessaire, de la digestion, est l'acide formique ou une de ses condensations, et non l'acide chlorhydrique qui produit des syntonines et non des peptones semblables à celles du suc gastrique.

L'acide formique a, du reste, toutes les propriétés des sucs nécessaires à la digestion : salive, suc gastrique, suc pancréatique, car il transforme l'amidon en glucoses et il peptonise les albuminoïdes. Ne peut-on pas conclure de ces faits que toutes les glandes qui déversent leur sécrétion dans le tube digestif ne produisent que des condensations de sels différents, mais dont le principe, toujours le même, est l'acide formique ?

Si l'on ne retrouve pas cet acide dans l'estomac, pas plus, du reste, que l'acide chlorhydrique, c'est qu'il n'est pas sécrété en nature par les glandes de ce viscère ; il se forme pendant la digestion et se transforme immédiatement en formiates.

Voici, rapidement exposées, mes opinions à ce sujet.

La pepsine est sécrétée par les cellules de l'estomac ; elle s'est formée dans leur liquide plastidien, milieu essentiellement réducteur.

Cette pepsine, formée de la même façon et dans le même milieu que *la chlorophylle de la cellule végétale*, en aura toutes les qualités ; elle est essentiellement réductrice. Arrivant dans l'estomac, sous une pression faible et à la température qui lui convient le mieux, elle réduit l'eau qui s'y trouve et met en liberté H. Or, nous savons que l'hydrogène naissant forme, avec les bicarbonates, des formiates. Cet hydrogène naissant va même réduire l'acide carbonique, former en présence de l'eau de l'acide formique, qui, se combinant immédiatement avec les sels dissous dans le suc gastrique, forme des formiophosphates. Ceux-ci permettent aux albuminoïdes de se dédoubler et de revenir à leur état premier. les peptones. On expliquerait ainsi l'action sur la digestion des eaux gazeuses et des eaux alcalines — les unes et les autres faciliteraient la production d'acide formique.

Tous les sucs concourant à la digestion ont leur maximum d'activité à la même température que les sels formiques et se désagrègent de même.

Enfin, l'acide formique caséifie le lait instantanément à 38° et peptonise parfaitement les caséines. *Ce retour des caséines à l'état de peptones sera possible par l'acide formique seul*, parce que les caséines en se dédoublant trouveront dans les sels dissous dans le lait, *tous les éléments nécessaires à leur retour à leur état premier, les peptones*. Le lait peut se digérer lui-même.

Les peptones sont donc des formiates; ils entreront dans les ganglions mésentériques en même temps qu'une lymphe appauvrie en globules blancs et ils en sortiront albumines jeunes et spécifiques, tandis que la lymphe se sera rechargée de leucocytes.

Ces deux phénomènes se produisant au même endroit, en même temps, sur deux liquides intimement mélangés, me permettent de conclure qu'ils ont été produits par la même réaction chimique. Aussi, ne serons-nous pas étonnés de trouver des peptones *non transformés* à côté de *leucocytes dégénérés*, dans le sang des malades chroniques dont l'organisme est aux abois.

Chez ceux-ci les globules blancs augmentent de nombre, non pas qu'il s'en produise davantage, car il serait étrange qu'un organisme en cachexie pût montrer un surcroît d'activité dans une fonction si importante, mais bien parce que, fibrine de poids moléculaire inférieur, il ne pourra être assimilé par la cellule normale.

Je dis cellule normale, parce que nous verrons plus tard que la cellule cancéreuse étant de poids moléculaire inférieur à celle-ci, pourra utiliser ce leucocyte dégénéré et proliférer abondamment à côté de la première qui mourra d'inanition.

Nous prenons ici sur le fait, aux deux extrémités de l'échelle albuminoïde (peptones, fibrines) ce ferment, toujours le même, qui pousse la molécule albumine vers le nucléole : l'acide formique.

Ces peptones vont donc se fixer sur les albumines les plus jeunes par leur radical formique qui leur servira de crampon. Pour qu'un groupement moléculaire quelconque entrant dans l'organisme puisse être utilisé, s'y fixer, il faut qu'il ait le crochet formique, sans quoi il sera rejeté de suite.

L'amidon, à son tour, transformé en glucose, pénétrera dans l'organisme, se fixera dans le foie, sous forme de glycogène. Celui-ci, emprisonné dans cet

organe, perd sans cesse de son énergie
potentielle au contact permanent du ferment soluble leucocytaire et devient
comme un corps élastique comprimé qui
va se désagréger plus ou moins vite, suivant que la tension artérielle baissera
plus ou moins. On peut dire ainsi que le
foie a une influence considérable comme
régulateur automatique de la pression
sanguine, et partant de la chaleur animale.

Celle-ci est aussi sous l'influence du
système nerveux par l'intermédiaire des
vaso-moteurs, mais le viscère me paraît
avoir une part prépondérante.

## Les Glucoses produisent
## la contraction musculaire.

Cette énergie potentielle des glucoses,
cause du mouvement ascensionnel des
peptones, va être aussi la source de l'effort musculaire qui permettra à l'animal
de progresser.

Comment donc la fibre musculaire
utilisera-t-elle l'énergie des glucoses ?

D'après les expériences de M. Chauveau, un muscle qui travaille reçoit trois

fois plus de sang, dépense quatre fois plus de glucoses, absorbe quatre fois plus d'oxygène, et rend quatre fois plus d'acide carbonique qu'à l'état de repos. On sait aussi que le muscle est alcalin au repos, acide pendant le travail et qu'il s'échauffe de 0,5 à 0,6 de degré.

Il résulte, évidemment, de ces observations que les réactions chimiques sont cause du phénomène physique qui a pour résultat le raccourcissement de la cellule musculaire. Celle-ci est donc l'intermédiaire entre les réactions chimiques et ce phénomène physique.

Quelle est donc l'organisation de cette cellule ?

« Les fibres musculaires striées à contraction volontaire (dit le professeur Ranvier dans le Manuel d'histologie pathologique, page 29) se développent
» aux dépens des cellules embryonnai-
» res, qui s'allongent, dont le noyau
» devient ovoïde et se multiplie, dont le
» protoplasma subit des modifications
» nutritives qui le transforment en subs-
» tance striée. En même temps il se
» développe autour de la cellule une
» membrane amorphe, résistante, qui

» devient le sarcolemme. Au début de
» cette formation, le protoplasma subit,
» seulement dans sa portion périphé-
» rique, les transformations qui abou-
» tissent à la structure musculaire.
» Autour des noyaux qui, finalement,
» chez les mammifères, sont transportés
» à la périphérie de la substance muscu-
» laire, il reste toujours une partie du
» protoplasma non transformée ; ces
» noyaux se montrent au-dessous du sar-
» colemme entourés d'une petite masse
» fusiforme de protoplasma. Cette masse
» protoplasmique s'étend, du reste, sous
» forme de lames extrêmement minces,
» dans toute l'épaisseur du faisceau, et le
» partage en colonnes longitudinales ; ces
» colonnes elles-mêmes sont divisées par
» le protoplasma en cylindres dont le
» diamètre dépasse à peine 1 $\mu$.. »

« Telle est l'origine de la striation lon-
» gitudinale de la fibre musculaire. Quant
» à la striation transversale, qui est
» beaucoup plus nette, et qui a fait donner
» aux faisceaux musculaires le nom de
» fibres striées, elle doit être considérée
» comme une distribution en quelque
» sorte géométrique des particules con-

» tractiles de la substance musculaire.
» Ces particules, sur lesquelles Bowman
» a le premier attiré l'attention, ont été
» décrites par lui sous le nom de sarcous
» elements. D'après Bowman, la subs-
» tance contractile s'est essentiellement
» constituée par de petits prismes placés
» régulièrement bout à bout et les uns à
» côté des autres ; entre eux, se trouve-
» rait un ciment. Cette manière de com-
» prendre la constitution des fibres mus-
» culaires striées fut corroborée par
» l'action de certains réactifs dont les uns
» favorisent la division longitudinale des
» faisceaux primitifs en fibrilles, tandis
» que les autres produisent la séparation
» des mêmes faisceaux en disques super-
» posés comme les pièces d'une pile de
» monnaie.

« Suivant la théorie de Bowman, il n'y
» avait, dans le faisceau musculaire, ni
» fibrilles longitudinales, ni disques trans-
» versaux, mais les sarcous elements
» réunis par un ciment longitudinal dis-
» sous par l'alcool, l'acide chromique, etc.,
» et par un ciment transversal dissous
» par le suc gastrique, les acides orga-
» niques dilués et les alcalis caustiques.

« Cette conception de Bowman a régné
» pendant plus de 10 ans, bien qu'elle eût
» dû être ébranlée par les observations
» déjà anciennes d'Amici, qui ont été
» confirmées et étendues par Krause, par
» Hensen et par nous-mêmes.

« Dans les lignes transversales qui
» séparent les sarcous elements, il existe
» constamment une strie fine qui possède
» les qualités optiques des sarcous eux-
» mêmes. En outre, les sarcous elements
» sont divisés transversalement en deux
» parties égales par une strie claire.

« De ces observations, il résulte que la
» structure des faisceaux striés n'est pas
» aussi simple que Bowman l'avait sup-
» posé, et qu'en réalité ils possèdent
» une structure extrêmement complexe.

« Si nous considérons une fibrille isolée
» comme on les obtient facilement en
» dissociant les muscles des ailes des
» insectes, nous y voyons, après colora-
» tion au moyen du picrocarminate d'am-
» moniaque ou de l'hématoxyline, se
» succéder : 1° un disque épais divisé en
» deux parties égales par une strie inco-
» lore ; 2° un espace clair ; 3° un disque
» mince ; 4° un nouvel espace clair,

7.

» puis un disque épais et ainsi de suite.

« Cette disposition, qui existe dans tous
» les muscles striés, est en rapport avec
» leur mode de contraction, où intervien-
» nent deux facteurs : 1° la contractilité,
» qui apparaît aux disques épais ; 2° l'é-
» lasticité, qui semble dépendre des
» disques minces et des portions inter-
» médiaires entre les disques minces et
» les disques épais. »

Ainsi décrite, cette cellule me paraît
semblable à toutes les cellules de l'organisme : elle n'en diffère que par l'orientation de ses éléments plastidiens.

Le noyau, au lieu d'être central, se pla-
cera près de l'enveloppe ou sarcolemme,
et comme elle est fusiforme, les plastides parties de la face interne de cette
enveloppe se dirigeant vers le noyau
seront tassées sous forme de piles de
pièces de monnaie.

Ces séries de plastides ainsi empilées
auront l'apparence de colonnes séparées
par le suc plastidien. Ce sera la division longitudinale. L'apparence striée
des colonnes vient de la différence de
volume entre le corps de la plastide et
ses extrémités qui se soudent avec les

extrémités des voisines. De même que les séries de plastides ou colonnes sont côte à côte, de même ces plastides vont entrer en contact par le centre de leur corps. De telle sorte que l'on voit au même niveau une série de corps denses, suivie par un espace plus clair. Cet espace est rempli par du suc plastidien au milieu duquel se font les soudures des plastides entre elles.

L'apparence striée des colonnes pourrait s'expliquer par la composition chimique et l'orientation moléculaire des formiates composant la plastide musculaire ou « sarcous elements ».

Cette plastide comme toutes les autres est formée d'un faisceau de molécules de formiate double d'albumen et d'une base, acides, soudées par leur extrémité avec l'extrémité basique des molécules de formiate composant le faisceau opposé.

Le pied du faisceau serait formé des molécules du radical formique condensées dont chacune fixe le groupe albumen représenté par une tige acide ou basique du faisceau.

Ces molécules pouvant se souder tête bêche on voit que l'on pourrait avoir ainsi une série de faisceaux soudés entre eux par leur extrémité épanouie et fixés au voisin d'avant et d'arrière par leur pied.

Deux faisceaux soudés par leur extrémité épanouie formeraient le « sarcous element » et l'espace compris entre les « sarcous elements » serait le point où se souderaient par condensation les radicaux formiques de l'un avec ceux du suivant (Voir la figure VI).

Nous trouvons ainsi en allant d'un bout à l'autre de la plastide musculaire des parties composées :

1° Des molécules du radical formique condensées ;

2° Du corps des molécules de formiate double d'albumen et d'une base, acides ;

3° De la zone où ces extrémités acides se fixent aux extrémités basiques des molécules suivantes ;

4° Du corps des molécules de formiate double d'albumen et de la même base, basiques, orientées en sens inverse des précédentes ;

5° Des molécules du radical formique condensées tenant ces dernières molécules groupées.

Il n'est donc pas étonnant que chaque

colonne composée comme il vient d'être dit ait des qualités chimiques et optiques diverses.

Les sarcous d'une colonne juxtaposant leurs différents éléments à ceux des sarcous des colonnes voisines, la cellule prendra l'apparence striée qu'on lui connaît.

Ainsi constituée, comment cette cellule va-t-elle changer de forme par le fait de la combinaison sur ses éléments des glucoses et de l'oxygène?

## Mécanisme du Système nerveux.

Il nous sera plus facile de répondre à cette question lorsque nous aurons étudié la cellule nerveuse d'où partira l'étincelle qui sera le point de départ de cette combinaison.

D'après le professeur Ranvier, les cellules nerveuses varient de dimension, mais elles présentent toujours des prolongements simples ou ramifiés qui les relient entre elles et avec les tubes nerveux.

Parmi ces prolongements, il en est un, partant de chacune des cellules nerveuses motrices de la moelle et du cerveau, découvert par Deiters et qui porte son nom, Il donne naissance à un cylinder axis du tube nerveux à myéline.

Les cellules nerveuses des centres sont dépourvues de membranes. La substance fondamentale est finement granulée et contient des granulations pigmentaires et est striée à la périphérie de la cellule.

Entre les stries périphériques du corps de la cellule, se trouvent des amas d'une substance granuleuse qui semble jouer un rôle important dans la nutrition de cette cellule.

Toutes les cellules nerveuses possèdent un noyau limité par un double contour pourvu d'un ou deux nucléoles. C'est là la disposition des cellules de la substance grise. Les fibres nerveuses qui en partent sont de deux sortes : les unes ont de la myéline, les autres pas.

Ces dernières existent seules chez l'embryon au début de la formation des nerfs.

Voilà ce qu'a décrit M. Ranvier ; voici comment on pourrait l'interpréter :

Les cellules de l'encéphale n'auraient pas de membrane d'enveloppe spéciale parce qu'elles en ont une commune, la pie-mère, ce qui faciliterait considérablement les relations qu'ont ces cellules entre elles. En effet, les prolongements qu'elles s'envoient ne sont pas des expansions arrivant seulement en contact (neurones de Ramon y Cajal), mais bien des prolongements constitués par les plastides de la cellule nerveuse allant se confondre avec celles de la cellule voisine. Il y a plus que contact, il y a fusion intime, au point que l'on peut dire que toutes les cellules d'une même région de l'encéphale sont plongées, pour ainsi dire, dans un même lac de plastides. De là, les localisations cérébrales.

Les plastides des cellules nerveuses naîtraient de la face interne de la pie-mère comme elles naissent de la face interne de l'enveloppe de la cellule ordinaire; elles formeraient *la zone moléculaire* d'où partiraient des courants, des rivières se dirigeant vers les noyaux des cellules correspondantes qu'elles entoureraient d'une sorte de lac. Celles-ci, incessamment poussées par les nouvelles qui arrivent, cheminent d'une cellule à l'autre, cause des prolongements.

### FIGURE SCHÉMATIQUE
### DE LA CELLULE & NERF MOTEUR

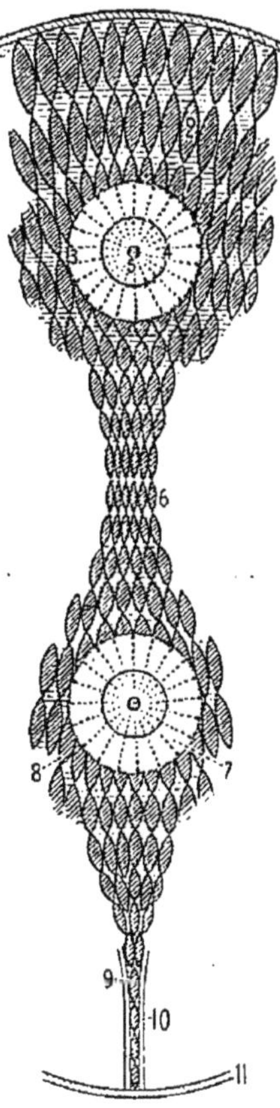

1° Pie-mère (face interne) ;

2° Zone moléculaire — composée de plastides nerveuses nées de la face interne de la pie-mère, et se dirigeant vers la cellule pyramidale.
— Ces plastides vont former ce que Ramon y Cajal appelle : « les branches du panache terminal de l'expansion primordiale de la grande cellule pyramidale » ;

3° Premier contour de la cellule nerveuse ;

4° Deuxième contour de la même cellule ;

5° Nucléole ;

6° Chaîne de plastides faisant communiquer deux cellules ;

7° Cellule nerveuse ;

8° Groupe de plastides entourant la cellule et formant le lac plastidien, d'où part le cylinder axis ;

9° Chaîne de plastides formant le cylinder axis ;

10° Enveloppe de myéline formant le tube nerveux ;

11° Muscle.

Ces courants partant de la pie-mère, ou zone moléculaire de Ramon y Cajal, répondent à ce que cet auteur appelle « *les branches du panache terminal de l'expansion primordiale de la grande cellule pyramidale* » ou motrice. Les courants qui vont d'une cellule à une autre et les mettent en relations intimes sont les prolongements basilaires et collatéraux de ce même auteur.

Ces plastides restent, en progressant, identiques à elles-mêmes, c'est-à-dire qu'elles ne perdent aucune de leurs molécules, comme le font les plastides se dirigeant du premier contour vers le nucléole, parce qu'elles ne changent pas d'état. La plupart, celles qui ne franchissent pas le premier contour de la cellule, ne servant pas à sa reconstruction, restent à une distance chimique constante du nucléole, si je puis m'exprimer ainsi.

Après avoir pris seulement contact avec les lacs entourant les cellules elles s'écoulent vers la périphérie, poussées uniquement par des phénomènes physiques et forment ainsi le cylinder axis. Aussi, malgré le grand espace parcouru dans ce tube qu'est le nerf, elles seront toutes de même poids moléculaire. *Le tube nerveux est bien un tube qui est à la plastide nerveuse ce que l'artère est au sang.*

Les plastides progressent, car, s'il en était autrement par où s'échapperait la matière cérébrale incessamment reconstituée ?

Elles progressent par des phénomènes purement physiques, car si, à l'instar des plastides qui vont vers le nucléole, elles perdaient une molécule à chaque pas, elles seraient différentes à l'extrémité de chaque nerf moteur, tout dépendant alors de l'espace parcouru.

Cette progression se fait :

1° sous l'influence de la vis a tergo, celles qui naissent poussant incessamment leurs aînées ;

2° la tension intra-cranienne plus forte à cause de la rigidité de la boîte osseuse. Cette tension intra-cranienne augmentera à chaque effort et facilitera par conséquent l'écoulement des plastides vers le muscle en travail. Plus l'effort sera grand, plus la matière cérébrale sera comprimée, plus elle aura de tendance à fuir vers les extrémités.

Remarquons, en passant, combien l'axe cérébro-spinal est bien organisé pour être uniformément comprimé. Il est enveloppé d'une couche ininterrompue de liquide. Cette couche communique avec les ventricules cérébraux et par ceux-ci avec le canal de l'épendyme rempli du même liquide.

Aussi, lorsque l'animal fait un effort, la tension intra-cranienne augmentant, l'axe cérébro-spinal tout entier est uniformément comprimé entre ces deux couches de liquide, l'une externe, l'autre centrale. Les plastides sont ainsi expulsées par les seules portes de sortie, les racines des nerfs;

3° Le phénomène de la pesanteur. Chez tous les vertébrés, l'axe cérébro-spinal est à la partie la plus élevée du corps;

4° L'usure incessante, les fuites qui se produisent à l'extrémité des nerfs. Car partout où il y a travail, réaction chimique, il y a usure. Les plastides s'usent donc dans le muscle, par conséquent elles doivent être remplacées, *et comme elles ne peuvent naître que dans les centres nerveux il faudra bien qu'elles arrivent de ces centres à l'extrémité des nerfs.*

Le manchon de myéline qui les entoure va du reste faciliter par son élasticité cette progression; il va la rendre plus uniforme, plus souple. On sait depuis longtemps que ce cylinder axis, chaîne de plastides nerveuses, va sans interruption de l'encéphale à l'extrémité des nerfs. Si on coupe

ce nerf dans son trajet, le bout périphé-
rique s'éteint.

Comment en serait-il autrement?

Mais alors, dira-t-on, s'il y a cheminement des fibrilles nerveuses et si ce
cheminement est causé par les phénomènes physiques mentionnés, comment
expliquer le nerf sensitif dont les mouvements vont en sens contraire, de la
périphérie vers le centre?

C'est que pour celui-ci les choses se
passent d'une façon un peu différente.
Dans le nerf moteur, *il y a usure, perte
de substance grande, mais intermittente.*
Chaque contraction musculaire, nous le
le verrons, est produite par une réaction
chimique dont le point de départ est l'extrémité du cylinder axis. A ce moment
la dépense est forte et le nerf doit se
réparer rapidement.

Dans le nerf sensitif il y a surtout modification, par l'impression, dans l'orientation des groupements atomiques de la
fibrille. Chaque phénomène physique
venant impressionner les extrémités de ce
nerf, ne fait qu'exagérer un état de choses
constant, *la douleur n'étant que l'exagé-
ration d'une sensation normale.*

Le nerf sensitif est toujours en action, mais l'état habituel de l'organisme étant de vivre au milieu de sensations telles que nous n'ayons de la plupart qu'une conscience très obtuse, l'usure sera faible et la progression des fibrilles sensitives très lente. La présence de granulations pigmentaires dans la cellule cérébrale ne pourrait-elle pas être expliquée par cette progression de la périphérie vers le centre ? Si c'était là la cause, on ne devrait en trouver qu'autour des cellules sensitives.

Il ne faut pas confondre le mouvement de progression des fibrilles qui sera lent et le changement, la modification apportée, par l'impression, dans l'orientation des molécules du nerf, qui se transmettra très vite.

Si la fibrille nerveuse sensitive progresse et s'use, d'où le nerf puise-t-il de quoi réparer ses pertes ?

C'est, comme on le sait, des cellules sensitives de la moelle que va partir le cylinder axis sensitif. Ce cylinder axis sensitif est formé, comme le moteur, de plastides soudées bout à bout, le bout acide de l'une fixant le bout basique de

# FIGURE SCHÉMATIQUE DE LA CELLULE
## ET NERF SENSITIF

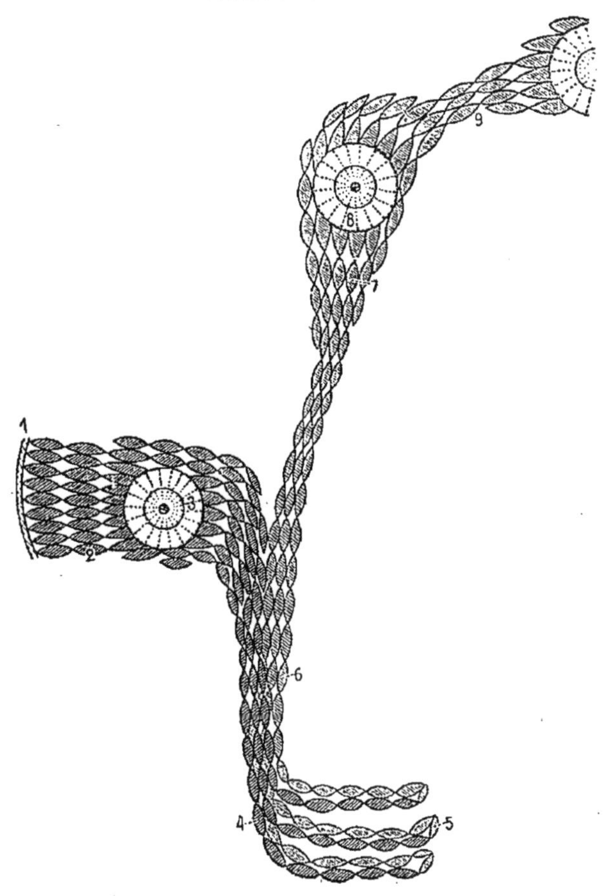

1° Pie-mère;

2° Zone moléculaire de la moelle et lax plastidien;

3° Cellule sensitive de la moelle;

4° Plastide formant le cylindre axis sensitif, se dirigeant vers la périphérie;

5° Plastide dans les papilles du derme;

6° Ascension de cette plastide vers la cellule cérébrale sensitive;

7° Lac plastidien de cette cellule;

8° Cellule cérébrale sensitive;

9° Expansion mettant en relations deux cellules sensitives.

la suivante. Il arrive jusqu'aux papilles de la peau (corpuscules de Pacini, de Grandry, de Meissner); il y forme une ou plusieurs anses en se subdivisant et revenant sur lui-même; il se dirige vers son origine, les fibrilles ascendantes accolées aux descendantes.

La fibrille nerveuse sensitive tourne ainsi son bout basique vers la cellule mère, et son bout acide vers la cellule cérébrale vers laquelle elle se dirige, après avoir repris contact avec le lac plastidien entourant la cellule mère.

Est-ce à ce fait que l'on doit attribuer l'acidité de la substance grise du cerveau, acidité qui augmente, comme on le sait, avec le travail? C'est ma conviction. Plus l'impression sera forte, plus l'acidité céré-brale seragran de.

Le bout basique de la fibrille sensitive regarde la cellule mère parce que, nous l'avons dit, ce sont des phénomènes purement physiques qui ont présidé à l'orientation des molécules pendant la première moitié de l'évolution cellulaire. Sous l'influence de la chaleur, de la lumière, surtout de la pression, ces molécules vont, se condensant, de la périphérie vers le centre, des peptones vers le nucléole. La première molécule de formiate double devait avoir son bout acide tourné vers la périphérie, puisque c'est avec le bout acide qu'elle pouvait fixer le nouvel élément qui allait arriver. Cette période de l'évolution cellulaire correspond à la vie de nutrition; la seconde période, celle de relation, commence après la pénétration de l'ovule par la vésicule de Balbiani avec l'arrivée du spermatozoïde. Une nouvelle orientation se produit alors, tournée en sens inverse. La fibrille motrice aura le bout acide tourné vers la cellule mère et le bout basique vers le muscle où il se rend. De là une nouvelle raison de l'acidité de la substance grise, et la possibilité d'arrêter, comme nous le verrons, les contractions musculaires.

Ces fibrilles sensitives ascendantes ne sont pas isolées par des manchons de myéline comme les motrices; elles contractent des liens, comme nous l'apprend M. Remack, non seulement avec leurs voisines d'avant et d'arrière, mais encore avec celles de droite et de gauche.

Aussi, voyez la conséquence. Dès qu'une modification légère a été imprimée dans l'orientation des molécules d'une papille de la peau, elle va se transmettre et se communiquer à toutes les fibrilles remontantes du nerf dont elle dépend ; première multiplication. Chaque cylinder axis sensitif va transmettre ce changement d'orientation au lac plastidien qui entoure le noyau de la cellule de la moelle dont il dépend, et de celle-ci à toutes ses voisines ; seconde multiplication. Chacune de ces cellules va transmettre cette même modification au lac plastidien de la cellule cérébrale qui lui correspond et de celui-ci à tous les autres, puisqu'ils ont tous de larges communications entre eux ; troisième et considérable multiplication.

On voit donc que, grâce à cette organisation, une impression même très légère, partie de la périphérie, va se multiplier en montant vers le cerveau et *faire vibrer celui-ci dans l'ensemble des éléments dont la spécificité correspond à cette impression.* Nous savons que tous les formiates ne sont pas également sensibles aux phénomènes extérieurs : la chaleur et la lumière, par exemple, impressionnent très vivement les formiates de chaux, la pression me paraît plus active, plus in-

fluente sur les formiates de soude, etc....
On comprendra ainsi la spécificité du nerf
sensitif correspondant aux trois phénomènes : chaleur, lumière, pression.

A chacune de ces spécificités doit correspondre une cellule sensitive particu-
lière ; on peut donc dire que l'on doit
trouver dans l'encéphale au moins quatre
espèces de cellules : les motrices et les
cellules correspondant aux phénomènes :
chaleur, pression, lumière.

Ces différentes cellules ne doivent pas
avoir des expansions semblables puisque
les unes, les motrices, ont des plastides qui,
nées de la zone moléculaire du cerveau,
se dirigent vers les extrémités, tandis que
les autres, les sensitives, ne sont que le
point d'arrivée des plastides sensitives
parties de la moelle.

Les cellules motrices ou pyramidales
auront donc des prolongements primor-
diaux, source de leurs plastides ; les sensitives, si nombreuses que soient leurs
ramifications, n'en auront jamais. Aucune
de leurs expansions ne viendra s'alimenter à la zone moléculaire et c'est ce qui
distinguera les unes des autres.

Il va sans dire que dans la moelle,

c'est la distribution contraire qui doit se produire.

Mais les phénomènes physiques, pesanteur, tension intra-cranienne qui facilitent la descente de la fibrille motrice du cerveau vers le muscle, vont gêner l'ascension de la fibrille sensitive. C'est pour cela que dans une douleur violente, l'animal contracte instinctivement ses muscles, augmentant ainsi la tension intra-cranienne qui ralentit la progression des fibrilles sensitives vers le cerveau et diminue ainsi la douleur.

## Contraction Musculaire.

Nous voyons maintenant comment la plastide, partie sous forme de chaîne du lac plastidien de la cellule cérébrale, va se diriger et arriver à la fibre musculaire sur laquelle elle s'implante. Comment va-t-elle produire le raccourcissement de cette fibre?

Nous connaissons l'organisation de la cellule musculaire, sa forme en fuseau et l'orientation de ses plastides ou sarcous elements.

Où va se passer la réaction chimique,

cause du raccourcissement ? Elle n'est, nous le savons par les expériences de M. Chauveau, que la régression des glucoses, leur transformation en acide carbonique et en eau, résultat de leur oxydation.

Sera-ce dans la cellule elle-même, au niveau des sarcous elements, ou en dehors de cette cellule ?

Je crois pouvoir répondre de suite que ce sera en dehors de la cellule. En effet, l'oxygène ne peut pas pénétrer dans la cellule, les glucoses pas davantage, et cependant il se produit dans le muscle en travail une consommation très grande de l'un et des autres.

Ce n'est certainement pas dans la cellule que se fera cette réaction ; elle ne peut donc avoir lieu qu'en dehors, à la surface du sarcolemme, et voici comment.

La cellule musculaire, largement irriguée par le sang, est en contact permanent avec l'oxygène du globule rouge et les glucoses dont l'énergie potentielle a été très réduite par le ferment soluble circulant dans le sang. Ces glucoses ne demandent qu'à régresser. Ils sont en équilibre instable. C'est-à-dire que leur énergie potentielle égale à peine leur tension de dissociation plus la pression sanguine.

A ce moment, sous l'influence de la volonté, les molécules composant la plastide nerveuse s'écoulent vers le sarcolemme, et tandis qu'au repos elles présentaient à celui-ci leur bout basique, elles vont pendant cette progression mettre alternativement leur bout basique et acide en contact avec le milieu ambiant. Ce bout acide agira comme un ferment soluble, achèvera violemment la décomposition des glucoses en présence de l'oxygène.

Ces glucoses vont redescendre tous les degrés de l'échelle des composés ternaires jusqu'au groupement $C\,O\,H^2$, leur point de départ. Celui-ci, très accru comme énergie chimique par la température qui s'élève, s'oxyde de suite, faisant de l'acide formique $C\,O^2\,H^2$, qui s'oxyde à son tour pour les mêmes causes et se transforme en acide carbonique et en eau $C\,O^2 + H^2\,O$.

Eh bien, c'est le passage rapide de $C\,O\,H^2$ en $C\,O^2\,H^2$ qui fait la contraction musculaire.

8.

L'acide formique agissant sur le sarcolemme, membrane fibrineuse, produit un violent mouvement de gonflement et de rétraction.

Prenez, en effet, un filament de fibrine, laissez tomber dessus une goutte d'acide formique, et de suite ce filament gonfle et se raccourcit.

Le même effet se passe sur le sarcolemme, mais cet acide formique, à peine formé, a une température de 38° en présence de l'oxygène, s'oxyde et descend de suite le dernier degré de l'échelle $C\,O^2\,H^2 + O = C\,O^2 + H^2\,O$. A ce moment, l'amidon a rendu à l'organisme toute la chaleur et toute l'énergie que le rayon de soleil avait condensées en lui. Malgré la quantité de glucoses intervertis dans le muscle en travail, la température ne s'élèvera que d'un demi-degré, parce que la surproduction de chaleur sera utilisée par la formaldéhyde et l'acide formique pour leur oxydation.

Pendant ce temps, les sarcous elements, sous la même influence, subiront des mouvements de rétraction semblables à ceux du sarcolemme dont ils ne sont qu'une dépendance.

La volonté cesse d'agir ; immédiatement arrêt dans la progression des plastides qui restent leur bout basique en contact avec le muscle.

L'intermittence de la contraction musculaire tiendra donc à l'intermittence de ce passage des glucoses en acide formique, puis en acide carbonique et en eau, ainsi qu'à l'alternance de l'arrivée du bout acide ou basique de la molécule nerveuse.

Les contractions vont se succéder parce que les glucoses et l'oxygène vont être incessamment renouvelés. L'effort, de son côté, va faire cheminer dans le nerf les plastides nerveuses qui viendront s'effeuiller sur le sarcolemme, molécule par molécule. Cette progression est donc un acte automatique qui part de la périphérie pour le nerf sensitif ; elle est un acte volontaire et part du cerveau pour le nerf moteur.

La contraction musculaire continuera :

1º Tant que le nerf pourra fournir des plastides ;

2º Tant que les glucoses seront suffisamment renouvelés ;

3º Tant que l'oxygène arrivera en assez grande abondance.

La première et la deuxième de ces conditions sont évidentes et ne donnent lieu à aucune objection ; mais la troisième est intéressante à analyser.

Si l'oxygène est insuffisant, que va-t-il se produire ? De simples dédoublements comme dans les fermentations anaérobies, d'où les acides sarcolactiques ou acétiques, ou des corps intermédiaires, comme l'alcool.

Le muscle étant alors saturé de ces produits, résultat d'une oxydation incomplète, reste acide et, partant, tétanisé.

Ce phénomène de gonflement et de retrait des sarcous elements, plastides de la cellule musculaire, sous l'influence de la décharge formique, me paraît semblable à celui qui se produit sur les plastides de la cellule au moment de son dédoublement. La membrane hyaline s'étant divisée en deux, les sucs plastidien et nucléaire venus en contact, on voit les plastides turgescentes et rétractées. Du contact des deux sucs a dû naître de l'acide formique qui agit là comme il vient de le faire ici.

Dans la contraction musculaire, le raccourcissement est momentané, comme la durée de la décharge formique qui n'atteint, du reste, les plastides que médiatement par le sarcolemme.

Dans le phénomène de la segmentation, cette action dure tant que les sucs plastidien et nucléaire sont en présence, ou, du moins, tant que l'action de ces sucs l'un sur l'autre n'est pas épuisée. Les deux cellules nouvelles sont indépendantes lorsque cette action est éteinte.

Mais la contraction musculaire ne sera pas le seul résultat de la régression abondante des glucoses dans le muscle ; il y en aura un autre, *ce sera l'hypertrophie de ce muscle.*

En effet, l'énergie potentielle des glucoses qui se dégage localement va donner une suractivité considérable à la cellule musculaire qui proliférera rapidement, d'où hypertrophie.

*Cette hypertrophie sera proportionnelle à la quantité d'énergie que pourra utiliser cette cellule pour se reproduire ; or, il ne restera d'énergie disponible que celle qui n'aura pas été utilisée pour la contraction et le travail.*

D'où l'explication de ce fait bien connu des amateurs de sports, *que l'on hyper-*

*trophie bien davantage ses muscles en les contractant souvent pour produire un travail faible qu'en les contractant rarement pour un effort violent.*

Il découle naturellement de ce que nous venons de dire, qu'un muscle longtemps au repos, s'atrophie.

Ainsi, tout dans l'organisme est évolution ; elle se produit grâce à des réactions chimiques dépendantes des phénomènes physiques de lumière, chaleur, pression.

Toutes les parties de cet organisme sont en réaction continuelle l'une sur l'autre ; il ne peut persister qu'à la condition d'être en équilibre.

Si telle partie faiblit, les voisines lui prêtent assistance et l'équilibre se rétablit dans un organisme momentanément diminué. Si les pertes continuent, il tend toujours à reprendre son équilibre en baissant, baissant sans cesse. Cette facilité avec laquelle chaque tissu des organismes vivants prête ou prend au voisin, dans un moment de détresse, les éléments nécessaires à sa vie, prouve qu'ils sont tous de trame identique, ne différant que par les détails.

*Tous les organismes, dans une même espèce, sont semblables, mais non pas égaux.* Ils subissent les mêmes lois naturelles; leur trame est tenue en équilibre par des forces de même nature, *mais la densité, la teneur moléculaire de chacune des parties varie à l'infini de l'un à l'autre, comme elle varie, dans le même individu, suivant l'âge, l'heure, la santé, l'altitude, l'état atmosphérique.* Un même sujet n'est pas une seconde identique à lui-même.

Nous venons de voir dans ses grandes lignes, les rouages de l'organisme vivant; nous avons vu comment il utilise les formiates pour faire sa trame et comment il mûrit et progresse, grâce aux glucoses. *Nous allons voir maintenant comment il utilise ces mêmes glucoses pour se défendre.*

# LOI DE DÉFENSE

DES

# Organismes Vivants

---

## Transformation des Glucoses
## en acide formique.

Pour qu'un groupement cellulaire pût
évoluer, il fallait qu'il portât en lui les
moyens de se défendre.

Le cellule devait persister, parce qu'é-
tant tissée de formiates, elle était pétrie
de force et de défense. La force lui vient
du rayon de soleil dont les formiates
sont comme des condensations, et la défense de ce fait que l'acide formique est
le plus puissant des antiseptiques, disons
des antifermentescibles, puisque les ferments sont les agents de la désagréga-
gation cellulaire.

Ainsi cette cellule porte tout en elle :
force pour se reproduire, défense pour
combattre et vaincre.

Les groupements cellulaires ont suivi

les mêmes lois que les groupements atomiques, ils n'ont pas eu à s'adapter au
milieu, puisque c'est le milieu qui les a
faits tels qu'ils devaient être pour persister.

C'est dire que les organismes vivants
sont invulnérables tant qu'ils évoluent
conformément aux lois dont ils ne sont
qu'une conséquence.

Si nous jetons un regard sur les animaux peuplant notre planète, nous voyons
que les plus atteints par la maladie sont
ceux qui s'élèvent le plus dans l'échelle
des êtres.

L'homme, dont l'instinct a diminué
pendant que progressait son intelligence,
vit d'une façon le plus souvent extra-
naturelle. Il se crée des besoins factices,
qui augmentent l'âpreté de la lutte pour
la vie et font de son existence un long
suicide. Il s'use trop vite. Les abus de
toutes sortes, l'alimentation déviée de sa
voie normale, les agglomérations sur des
points circonscrits, où il n'a plus ni
lumière ni air, vont diminuer dans des
proportions considérables sa résistance.
Il se créera un milieu où il aura beaucoup de mal à évoluer ; sa vie, toujours

en détresse, sera la proie des infiniment petits, des ferments.

Ceux-ci tiennent le milieu entre l'animal agissant et la plante. Leur rôle est de désorganiser la matière morte ou en voie de mourir. Ils arrivent à ce résultal par leur toxine qui enlève aux groupements moléculaires éteints un reste d'énergie potentielle qu'ils utilisent pour se reproduire. Les atomes libérés sont repris par la plante et recommencent leur marche ascendante vers la vie.

Tous les animaux que l'homme a domestiqués partageront sa faiblesse. Comme il leur a imposé un genre de vie qui n'était pas fait pour eux, leur résistance s'affaiblit, ils deviennent, eux aussi, la proie de ces mêmes ferments.

Dans le milieu dont il est une émanation, l'animal sauvage est rarement malade. Il n'est la victime que du plus fort ; mais l'infiniment petit ne l'atteint pas. Il faut que des phénomènes atmosphériques exceptionnels, en rendant ses moyens d'existence difficiles, en fassent une moindre vie. Alors seulement il succombe.

# Raisons de l'invulnérabilité des Organismes en équilibre.
## Utilisation des Glucoses pour leur défense.

Nous connaissons assez maintenant le mécanisme physico-chimique de la vie, pour comprendre comment un organisme est invulnérable tant qu'il garde son équilibre, comment il le perd, et comment on ne peut bien souvent le lui rendre.

A l'état d'équilibre parfait, le sang, ce liquide demi-vivant, est saturé d'albumines, qui évoluent vers la vie cellulaire. Ces albumines, condensations de formiates, sont poussées dans leur marche ascendante par la chaleur, la lumière, la pression, en présence de l'oxygène.

Celui-ci détermine dans le sang avec les glucoses et un ferment soluble une production continue d'acide formique. Aussi, le sang est-il, comme on le sait depuis longtemps, bactéricide. Par conséquent, de ce côté rien à craindre. Les ennemis entreront-ils par la bouche avec l'alimentation? C'est bien difficile. La salive contient un ferment soluble qui va se dédoubler, à peine sécrété, et donner naissance à des formiates qui transforment l'amidon en glucoses.

S'ils échappent à cette première décharge formique, ils arrivent dans l'estomac où ils vont subir de nouveau le contact de l'acide formique, principe actif du suc gastrique, et cause de sa puissance bactéricide.

Le microbe sera-t-il aspiré pendant la respiration nasale, il passera sur la pituitaire, ou sur la muqueuse du rhinopharynx, il y sera englué dans un mucus caustique, contenant un composé formique et deviendra inoffensif.

Pendant la respiration buccale, l'air passe sur les amygdales qui stérilisent par leur sécrétion les poussières venues du dehors.

Du côté de la peau, l'organisme est protégé par l'épithélium et aussi par l'acide formique contenu dans la sueur.

Celui-ci n'est qu'un très faible témoignage de l'activité formique considérable qui se produit dans toute son étendue.

C'est à la périphérie du corps, en

effet, que l'activité formique sera la plus grande :

1° Parce que la tension artérielle y est moindre que dans les parties centrales du corps; nous savons que la tension règle cette production;

2° Parce que la peau recevra l'oxygène par le contact de l'air et les apports du sang; d'où plus grande facilité pour la régression des glucoses;

3° Elle est la partie la plus immédiatement impressionnée par la lumière et celle-ci augmente l'activité des sels formiques. (C'est la cause des effets thérapeutiques des rayons de Roetgen et de Finsen.)

Les conséquences de cette suractivité formique de la peau sont :

1° La formation de l'épithélium corné. Les cellules épithéliales sont durcies par les vapeurs incessamment renouvelées d'acide formique;

2° Son aseptie. Les microbes peuvent bien reposer sur l'épithélium, mais ne peuvent pénétrer sous peine de mort rapide.

C'est à la disparition de cette active production formique que sont dues la plupart des maladies microbiennes des téguments externes ;

3° Sa couleur ; la lumière a une action très grande sur les formiates d'albumen et de chaux ; sous son influence, ils se condensent et noircissent. De là, le hâle et la couleur du nègre. Ce sera pour ce dernier un précieux auxiliaire.

Cette production considérable de formiates, grâce au contact de l'air et aux diverses causes déjà énumérées, nous expliquera les conséquences si graves des lésions très étendues de la peau.

Mais comment l'organisme va-t-il se défendre si l'épithélium protecteur se rompt et si les microbes pathogènes tombent sur la plaie ?

## Action des ferments
## sur les Organismes vivants.
## Le Phagocyte.

La rupture à peine produite, les albumines diluées dans la lymphe arrivent sur ce point, entraînant avec elles les leucocytes chargés du ferment soluble qui intervertit les glucoses. Au contact de l'air, ces glucoses vont donc se transformer en acide formique (de là la sensation de brûlure que produit le contact de l'air sur les plaies); celui-ci va coaguler les albumines les plus mûres et en faire de la fibrine. (Cicatrisation des plaies.)

Le microbe va donc subir une décharge formique et être le centre d'une coagulation d'albumine le transformant en phagocyte. Il est du même coup tué et enseveli.

Les leucocytes, que l'on verra arriver nombreux vers la plaie, seront les matériaux dont les cellules se serviront pour réparer les pertes de substance.

Ce leucocyte, globule de fibrine jeune, nageant dans un sérum moins dense, pourra rencontrer en route un microbe non encore phagocyté. Celui-ci, de plus forte densité, progresse moins vite. Il est aisé de comprendre que ce globule de fibrine jeune englobera ce microbe en le heurtant. Ce dernier, à cause du courant sanguin et de l'inégale densité des milieux du leucocyte, progressera vers le noyau.

C'est à ce point le plus dense du corpuscule qu'il s'arrêtera, sera fulguré par le sel formique qui constitue ce centre et entraîné avec lui par le courant.

Ce leucocyte, gros d'un microbe, arrivera dans un tissu enflammé, dont les cellules, se multipliant rapidement, seront avides d'aliments. Il entrera en contact avec une, deux ou trois d'entre elles qui boiront sa substance et probablement aussi le microbe. C'est ainsi que s'expliquerait le phagocytisme de la cellule. Celle-ci, à cause de son enveloppe, ne peut rien incorporer qu'à la faveur d'échanges moléculaires, phénomène chimique.

Il paraît impossible que la phagocytose soit une fonction spéciale dévolue au leucocyte, dont les mouvements amiboïdes ne paraissent aucunement en rapport avec cette fonction.

En effet, le leucocyte entraîne tous les corpuscules rencontrés quelle que soit leur nature : il serait donc bien mal servi par son instinct.

Nous savons que, dans l'organisme, tout n'est que réactions chimiques, échanges moléculaires entre un corps plus simple et celui qui lui est supérieur d'un degré.

L'absorption du microbe par le leucocyte ne serait donc qu'un accident fortuit dans certains cas. Le véritable phagocyte serait un produit créé de toutes pièces au moment de l'infection et voici par quel mécanisme.

Des microbes pénètrent dans un organisme qui n'est pas en équilibre. Le sérum sanguin, déjà pauvre en albumines adultes, ne donne naissance qu'à une lymphe très appauvrie. (Celle-ci, en effet, n'est que du sérum dont la majeure partie de la fibrine a servi déjà à créer les leucocytes.) Le glycogène est rare et mal interverti par un ferment soluble peu abondant. La décharge formique a été très faible sur les points contaminés et la lymphe ne s'est pas coagulée, ou fort mal. Le microbe a pullulé. Il va pénétrer dans les lymphatiques et cheminer vers le ganglion. Cette lymphe ne sera pas beaucoup plus dangereuse dans le vaisseau qu'en dehors, et le microbe continuerait son voyage s'il n'intervenait un facteur nouveau : la *Toxine*.

Cette substance produite par le microbe est son ferment soluble, comme l'invertine est celui de la levure de bière. *Toutes les toxines, diphtériques, tuber-*

*culeuses, pneumoniques, etc., introduites dans l'organisme, y produisent la même réaction : la fièvre, avec augmentation de fibrine. L'invertine de même.*

Or, cette élévation de température, appelée fièvre, ne peut absolument provenir que de la régression des glucoses avec oxydation. Il est donc certain que ferments figurés et microbes sont de même famille ; en tous cas, leurs sécrétions agissent sur les glucoses de la même façon. La régression de ces derniers ne peut augmenter la fibrine du sang que par la production d'acide formique.

Aussi, dès que le microbe, ce ferment devrais-je dire, aura sécrété sa toxine, celle-ci agira sur les glucoses de la lymphe en présence de l'oxygène dissous, formera de l'acide formique qui coagulera l'albumine autour de celui-ci et en fera un phagocyte. Tué et enseveli.

La ressemblance du leucocyte et du phagocyte est une preuve de plus de la similitude des causes qui les ont produits. Tous deux sont le résultat de la demi-solidification des albumines adultes par l'acide formique ou une de ses condensations.

Le phagocyte est créé par la décharge formique que détermine autour du microbe la toxine agissant sur les glucoses; le leucocyte le sera par le sel formique sécrété dans les ganglions. Le microbe sera le noyau du premier, les molécules du sel formique celui du second.

Cette décharge formique va produire une vaso-dilatation des vaisseaux de la région, d'où congestion, rougeur, chaleur, douleur : *c'est la fièvre locale.*

Ainsi, un microbe tombant dans une brèche faite à l'organisme, porte avec lui la cause de sa mort, *sa toxine.*

Mais si ce microbe ne sécrète qu'une toxine très peu active, et qu'il tombe sur une lymphe appauvrie, il ne produira aucune réaction ; il pourra envahir l'organisme sans que celui-ci se révolte, et sa faiblesse deviendra un terrible danger. Son action désorganisante sera lente, mais sûre.

Ainsi, agiront les microbes du cancer, de la rage, de la syphilis, etc... de toutes les maladies dont les débuts sont apyrétiques.

Mais supposons que le même microbe,

à toxines actives, n'ait trouvé qu'une lymphe très appauvrie, il continuera son voyage vers le ganglion et l'envahira. Ici se livre une nouvelle bataille. Le ganglion lymphatique, nous l'avons vu, sécrète un sel formique qui coagule l'albumine adulte et fait le noyau du leucocyte. Cet organe est donc particulièrement bien armé pour la défense. S'il n'est pas trop affaibli, sous l'influence de la congestion produite par les toxines du microbe, ce ganglion sécrétera abondamment son sel formique, et, après quelques jours de gonflement, rougeur, chaleur, douleur, le tout rentrera dans l'ordre : l'organisme a vaincu.

Mais supposons cet organisme encore plus affaibli, ses ganglions, « véritables pistolets mis sur le chemin de l'infection », dégarnis de formiates, la tension artérielle faible, le microbe pullulera dans ces ganglions, ses toxines ne trouveront que de rares glucoses à intervertir ; il ne se fera plus, l'oxygène étant rare, que peu, ou pas d'acide formique, mais bien des produits de fermentation anaérobie. La petite quantité d'acide formique produite à cause de la faible tension artérielle, se transformera assez vite en acide carbonique et en eau.

Ainsi le microbe est installé dans la place : un pas de plus, et l'organisme tout entier est envahi, la dernière barrière franchie.

Le moment est critique, un nouveau facteur intervient alors : *la fièvre générale*.

Le microbe, dont rien n'entravait la reproduction, déverse dans le torrent circulatoire d'abondantes toxines qui seront le salut ou la mort.

Ces toxines produiront, avec les glucoses et l'oxygène du globule rouge, une décharge puissante d'acide formique si la pression est encore assez forte ; de l'acide carbonique et de l'eau seulement si cette pression est très faible.

Dans le premier cas, l'acide formique se combinant avec les sels dissous dans le sérum fait des formiates, mûrit rapidement les albumines avec production intense de fibrines et de leucocytes. Ceux-ci arrivent alors nombreux aux ganglions atteints. Un tissu de nouvelle formation se crée qui enveloppe la colonie microbienne et l'enmure ; l'ennemi, ainsi emprisonné, n'a plus qu'à attendre sa désagrégation.

Les glucoses rapidement transformés dans le sang y seront remplacés automatiquement par le foie. La lutte continuera et l'organisme sortira vainqueur si le foie n'est pas atteint, s'il a des provisions de glycogène suffisantes pour entretenir le combat, si les albumines ne sont pas trop rares.

Quoi de plus instructif, à ce sujet, que le diabétique. Son sang contient surabondance de glucoses, il semble qu'il devrait être mieux défendu que quiconque contre l'infection et c'est le contraire. L'explication en est facile.

Les glucoses du diabétique ne sont si abondants dans le sang que parce qu'ils ne s'y détruisent pas. Ce n'est pas la production qui est excessive, mais la destruction qui est incomplète. Le ferment soluble qui diminue leur énergie potentielle et rend leur oxydation facile fait défaut ou est très insuffisant. Ces glucoses gardent donc leur énergie et sont une surcharge inutile pour l'organisme.

Une infection microbienne se produit-elle sur une plaie de diabétique, la lymphe s'épanche et contient beaucoup de glucoses, mais ceux-ci mal intervertis ne régressent pas au contact de l'oxygène. Le sang, lui-même, sera donc pauvre en fibrine et en albumine.

La plaie s'infecte rapidement, le microbe envahit l'organisme. S'il sécrète des toxines violentes, celles-ci vont faire ce que l'organisme n'a pu réaliser, l'interversion des glucoses. Ils se raréfieront et disparaîtront presque des urines, la fibrine se formera abondante et le diabétique se tirera d'affaire.

Mais si ce même diabétique est très fatigué, très anémié, la toxine dédoublera bien les glucoses, mais l'hématose se faisant mal, l'oxygène étant rare, ce dédoublement s'arrêtera en route. Au lieu de produire de l'acide formique, de l'acide carbonique et de l'eau, il se formera de l'acétone.

C'est le phénomène que nous voyons se produire avec la levure de bière, lorsqu'elle est aérobie ou anaérobie.

Ce malade est mort. La toxine qui l'a sauvé dans le premier cas, l'a tué dans le second.

Si la tension artérielle est très faible,

les albumines et les sels alcalins du sérum rares, les glucoses subiront rapidement leur entière régression et seront transformées en acide carbonique et en eau. La production de chaleur sera grande, mais les effets utiles nuls. C'est un coup d'épée dans l'eau, l'organisme brûle ses dernières cartouches, il s'épuise en vains efforts. La fibrine devient de plus en plus rare, le foie ne donne plus que les rares glucoses recueillies au moment; aussi, après les avoir épuisés tous, comburé ses graisses, fait rétrocéder tous ses tissus jeunes pour entretenir les plus anciens, cet organisme meurt dans la cachexie (1).

---

(1) Les graisses se dédoubleront facilement et remplaceront les glucoses disparues lorsque le foie sera épuisé.

Elles sont, en effet, composées de formiates neutres qui se sont condensés grâce à la pression sanguine, dans un milieu réducteur.

De même que la formaldéhyde forme glucoses, amidons, etc., etc., corps de plus en plus denses, de même les formiates neutres forment en se condensant des corps appelés graisses. Ces corps varieront suivant l'animal qui les produit et suivant la partie de l'animal où ils se fixent; ils seront toujours composés des mêmes molécules, plus ou moins condensées, suivant que la tension artérielle est plus ou moins élevée.

Les graisses se dédoubleront facilement parce qu'elles sont formées de formiates neutres. Ceux-ci se sont bien soudés par leur radical formique, mais l'extrémité de leurs molécules n'étant ni acide ni basique n'a pu se souder avec les voisines et former ainsi un tissu ininterrompu.

Prenons un autre exemple, pour un viscère : le poumon.

Nous avons aspiré, avec les poussières de l'air, une nuée de pneumocoques. Arrivés par une grosse bronche, ils ont envahi tous les lobules dépendant de celle-ci. Les toxines sécrétées en désorganisent l'épithélium et, sous la poussée sanguine, la digue se rompt et le sérum envahit l'alvéole. Il y a immédiatement régression des glucoses avec décharge formique et production de fibrine.

Si l'étendue de la lésion est grande, la

---

Ces formiates neutres composeront des groupements moléculaires très compliqués, mais isolés.

Dès que la pression, cause de la condensation des formiates, diminuera, ceux-ci se dissocieront ; ils se répandront dans le torrent circulatoire où ils rempliront les fonctions des glucoses.

Ils se dédoubleront d'autant plus facilement qu'ils se trouvent dans l'organisme à une température voisine de celle qui leur donne leur maximum de tension de dissociation.

La pression sanguine diminuant au fur et à mesure que les glucoses se raréfient, on voit le mécanisme qui se produit.

L'animal utilise ces réserves comme nous avons vu la plante utiliser pendant la nuit les réserves de glucoses accumulées pendant le jour.

La tension de dissociation des sels formiques étant à son maximum de 35° à 45°, dès que l'on chauffe les graisses sous une pression nulle elles se décomposent en une quantité de corps nouveaux.

On voit qu'il y a une analogie complète entre les glucoses et les graisses. On comprendra comment dans l'organisme on passe facilement des uns aux autres.

tension artérielle baisse brusquement, un ralentissement dans les échanges moléculaires s'en suit avec abaissement de la température et frissons. L'abaissement de la température et le frisson sont dus probablement à la transformation trop rapide, par suite de la chute de la tension artérielle, des glucoses dissous dans le sang. Comme nous l'avons vu dans la première partie de ce travail, la formaldéhyde $CH^2O$ s'oxydant pour faire d'abord de l'acide formique $CH^2O^2$, puis de l'acide carbonique et de l'eau, puise de la chaleur dans le milieu ambiant et abaisse la température. Mais bientôt, les glucoses arrivent abondants, la température remonte et la tension artérielle se relève.

De leur côté, les pneumocoques non tués par la première décharge formique, sécrètent des toxines qui, pénétrant dans le torrent circulatoire par résorption, activent encore la transformation des glucoses, et la température devient excessive. Comme la tension artérielle s'est relevée, le malade ne sue plus, car la régression des glucoses s'arrête à l'acide formique. Aussi, les albumines mûrissentelles très rapidement, la fibrine augmente considérablement, ainsi que le nombre des leucocytes. Le travail cellulaire de réparation est alors très actif. Le foie rend pendant ce temps au sang le glycogène qui disparaît.

Le pneumocoque englué dans la fibrine, milieu formique, meurt en grande partie ou devient impuissant; il est rejeté avec les expectorations. L'organisme s'est bien défendu.

Mais si le même accident arrive à un affaibli, à un alcoolique surtout, que verrons-nous?

Le sérum qui envahit l'alvéole pauvre en glycogène et en albumines n'arrêtera pas l'évolution du pneumocoque; les toxines entreront dans le torrent circulatoire, mais comme ce sérum est pauvre en glucoses, la température s'élèvera peu, le foie malade remplacera insuffisamment ses glucoses disparus, les albumines mûrissant mal la fibrine sera rare, la réparation impossible. Le pneumocoque continuera son évolution. Les expectorations deviendront sanguinolentes, jus de pruneaux, l'organisme épuisera rapidement et sans grande réac-

tion ses dernières ressources et s'é-
teindra.

Ainsi, nous voyons que l'organisme
envahi se défend toujours de la même
façon ; il n'a pas deux armes, il n'en a
qu'une : les glucoses, et, par eux, l'acide
formique.

Aussi, après avoir perdu l'équilibre,
s'il se laisse envahir, nous n'aurons
qu'un seul moyen de l'aider, lui rendre
son arme.

## Application des formiates
## aux maladies humaines.

Mais l'acide formique est très caustique, le sang alcalin : il ne pouvait donc se
trouver dans l'organisme que sous forme
de formiates.

Après avoir préparé des formiates de
soude et de chaux, j'en ai injecté des
solutions dans les veines, puis dans le
tissu cellulaire de lapins. Les doses sup-
portées furent très élevées et le résultat
rapide. Les lapins en expérience acqui-
rent de la vivacité et leur appétit en fut
considérablement accru.

Comme les résultats étaient absolument conformes à mes prévisions, je n'hésitai pas à me servir de terrain d'expérience et je m'injectai pendant plusieurs jours des doses croissantes de formiates de soude. Le résultat fut rapide, mon appétit fut très rapidement accru, ainsi que mon activité cérébrale et physique. J'ai pu prendre sans inconvénients aux repas 3 grammes de formiate de soude matin et soir. J'en ai pris un gramme par repas pendant un mois.

Persuadé que j'avais découvert une loi naturelle je cherchai le moyen d'en faire des applications. Je m'adressai de préférence à la tuberculose et au cancer comme étant les maladies les plus difficiles à vaincre. Le succès rendrait d'autant plus éclatante la vérité de cette loi.

# DE LA TUBERCULOSE

Le traitement de la tuberculose osseuse,
cutanée et pulmonaire, par les formiates, donnera toujours lieu aux mêmes
réactions locales, aux mêmes modifica-
cations de l'état général. Les organismes
vivants sous l'influence de ces sels réagis-
sent toujours de la même façon, suivant
une loi bien définie. Quand on a traité
un malade et qu'on l'a suivi heure par
heure, on se rend compte que tous les autres ne sont que répétition de celui-là.

Le premier effet des formiates injectés
ou absorbés par l'estomac est de relever
la tension artérielle. Le malade se sent
rapidement plus solide, les idées plus
gaies, les nuits sont meilleures; l'appétit
revient vite. Le sang change rapidement
d'aspect; huit jours suffisent, dans la plupart des cas, à transformer un sang très
aqueux en un sang rutilant et très fibrineux. J'ai pu m'assurer bien souvent
directement de ce fait. L'un des malades
traités avait depuis très longtemps des
varices du mollet. Quelques-unes, très

superficielles et très saillantes, étaient le siège d'une circulation très imparfaite. Après quinze jours de traitement, ce malade appela mon attention sur un fait bien curieux : ces varices proéminentes durcirent peu à peu, sans réaction inflammatoire, et s'obturèrent. Il n'en éprouva ni gêne ni douleur. Le sang, très fibrineux, maintenant, avait déposé sur les parois rugueuses de ces veines dilatées une couche de fibrine qui les avait obturées.

L'effet constant du traitement par les formiates est l'augmentation de tous les éléments nobles du sang qui devient par ce fait plus apte à la vie, à la lutte.

Les phénomènes locaux sont également constants chez tous les tuberculeux, de toutes sortes. Après deux ou trois jours de *traitement intensif, qu'il y a lieu de réprouver*, le lupique voit ses tubercules rougir et suinter, il se fait des poussées congestives que l'on gradue à volonté et qui séparent le tissu néoplasique du tissu sain.

La tension augmentant par suite de la richesse du sang, des albumines adultes et des glucoses s'épanchent entre le tubercule désorganisé et les tissus sains. Il y a sur ce point saturé de toxines, dégagement d'acide formique, formation de fibrine, congestion, rougeur, chaleur. Les cellules formant le tubercule peuvent être désorganisées par ces décharges formiques et s'éliminer lentement.

Le phénomène congestif que nous venons de voir se produire autour du tubercule de la peau se produit aussi de la même façon, par le même mécanisme et avec les mêmes réactions chimiques, autour des tubercules des os et du poumon. Seulement, comme le tissu pulmonaire est plus délicat, toujours en mouvement, organisé pour sentir les moindres variations de pression, soit atmosphériques, soit sanguines, puisque ces pressions sont la cause même de son fonctionnement, les effets des formiates sont plus sensibles. Mais on arrive à les graduer presque mathématiquement, grâce à la connaissance de la loi générale.

## Genèse du Tubercule.

Voyons d'abord quelle est la marche de la tuberculose pulmonaire.

Pendant la période d'invasion, les ba-

cilles ont pénétré par les lymphatiques
jusqu'aux alvéoles pulmonaires. La lymphe pauvre en fibrine n'a pas arrêté leur
marche. A peine quelques tentatives ont-
elles été faites par l'organisme, qui se
sont traduites par des mouvements fébriles légers, et sont restées sans effets
utiles parce que le tuberculeux est affaibli,
anémié et manque d'air.

La régression des glucoses a été souvent anaérobie et n'a donné lieu qu'à des
produits toxiques.

Le microbe pullule facilement dans un
organisme qui se défend si peu et il
colonise sur ces points. Ses toxines, assez
actives, agissant localement sur des glucoses rares et un sérum pauvre en fibrine,
ne produisent que des décharges formiques faibles, insuffisantes pour phago-
cyter le bacille.

Ces décharges formiques faibles augmentent la vitalité des cellules autour
desquelles elles se produisent. *Celles-ci,
en effet, utilisent comme des ferments
figurés l'énergie potentielle des glucoses,
pour proliférer rapidement* Des cellules
géantes se forment, nourries de leucocytes
dégénérés, englobent le bacille, centre de

cette suractivité. Ainsi entouré et fortifié, célui-ci pourra sécréter impunément sa toxine, sans crainte des retours offensifs de l'organisme qui ne pourra le phago-cyter. Toute décharge formique, en effet, ne pourra l'atteindre, les glucoses régres-seront autour des cellules et non à son contact.

Ces proliférations cellulaires rappellent absolument celles que produisent les lar-ves déposées par certains insectes sous l'écorce des jeunes tiges d'églantiers.

Ainsi se forme un tissu nouveau, le tubercule, résultat de cette suractivité cellulaire.

De proche en proche, la lésion va gran-dir.

Le malade continue à s'affaiblir, intoxiqué par les produits résultat de l'oxydation incomplète des glucoses; il s'affaiblira d'autant plus vite qu'il sera, bien entendu, dans de plus mauvaises conditions hygiéniques. L'appétit devient de plus en plus mauvais.

Les tubercules se sont ajoutés les uns aux autres et ont fait des agglomérations d'un tissu nouveau qui va s'augmenter par la périphérie. Il arrivera un moment

où les cellules des tubercules centraux
ne recevront plus d'aliments. Le bacille,
niché au centre, continue à sécréter ses
toxines. Celles-ci s'entassent autour de
lui et désorganisent le tubercule par le
centre ; c'est la fonte du tubercule. Le
bacille, cause première de cette suractivité, sera éliminé avec lui.

Les tubercules, en se désagrégeant,
ulcéreront les tissus pulmonaires, et alors
une nouvelle cause d'anéantissement est
créée. Il se produit par ces brèches d'incessantes pertes d'albumines et d'albumines adultes. La tension de dissociation,
l'élasticité de celles-ci augmentant avec
leur maturité, ce sont les plus mûres, les
meilleures qui vont disparaître d'abord,
et pour un travail bien souvent inutile.

En effet, l'organisme est déjà bien
affaibli pour qu'elles puissent se transformer en fibrines et cicatriser la plaie.
Dans la grande majorité des cas, les
fissures restent ouvertes et les fuites
continuent, causes des abondantes expectorations du malade.

Si l'organisme a encore un peu de
vitalité, si les albumines adultes et les
glucoses ne sont pas trop rares, les plaies

se cicatriseront, les fuites cesseront sur ce point.

Mais ces cicatrices elles-mêmes ne seront pas, en général, bien solides, et voici pourquoi :

On sait depuis longtemps que le tuberculeux se décalcifie. A chaque mouvement fébrile, une quantité assez grande de formiate double de chaux et d'albumine se dédouble par suite de l'élévation de la température sous une faible pression et disparaît dans les urines, sous forme d'eau de carbonate et phosphate terreux.

L'appétit étant très médiocre, le tuberculeux ne reprend pas ce qu'il perd. Or, MM. Arthus et Pagès nous ont montré quelle part importante on doit attribuer aux sels de chaux dans la formation de la fibrine.

Pour ces auteurs, la chaux serait même indispensable à cette formation. Cette dernière partie de leur opinion me paraît exagérée. Je pense, en effet, qu'il y a autant de sortes de fibrines que de cellules spécifiques. Seulement, les fibrines contenant des sels de chaux sont beaucoup plus résistantes que toutes les autres. Si vous mettez, par exemple, dans deux verres contenant du sérum fortement défibriné au centrifugeur de l'acide formique, dans tous les deux il se formera beaucoup de fibrine, nous l'avons vu, mais si on ajoute dans l'un d'eux des formiates de chaux, la fibrine formée sera beaucoup plus dense, plus résistante, plus rétractile. Aussi, tous les sujets ne se cicatrisent-ils pas de la même façon.

Ceux dont le sérum est riche en sels de chaux, *et qui ont par conséquent de nombreux leucocytes de même type* font des cicatrices rétractiles et dures, composées de fibrines calciques. Ceux, au contraire, qui sont dépourvus de ces sels, utilisent les fibrines sodiques qui sont infiniment moins résistantes.

C'est ce qui se produit chez le tuberculeux affaibli, dépourvu de sels de chaux. L'organisme de ce dernier, à chaque poussée congestive, luttant avec ses fibrines sodiques, produit un effort la plupart du temps insuffisant et à recommencer. Or, chaque effort est une fatigue, une perte inutile.

Le tuberculeux continuera donc à s'affaiblir; les albumines se raréfiant, la tension artérielle ira en s'affaiblissant et nous savons qu'elle tient sous sa dépendance la maturation de celles-ci; ce sera là encore une cause d'affaiblissement.

Mais il y en aura une autre, la plus importante de toutes, capitale à mon avis : ce sont les troubles digestifs que cet état va créer.

La tension artérielle baissant sans cesse les glandes de l'estomac ne vont plus sécréter de pepsines, ou ces pepsines étant de densité inférieure n'auront qu'un faible pouvoir réducteur. Les fissures pulmonaires restent ouvertes, la tension ne se relève pas, le chimisme stomacal devient de plus en plus mauvais. L'organisme perdant par le poumon, ne pourra sécréter par l'estomac.

Les aliments absorbés par le gavage ne seront donc pas peptonisés, il se formera des syntonines, résultat de l'action de l'acide chlorhydrique sur les albuminoïdes; ces syntonines sont peu, ou pas utiles à l'organisme. La plupart des aliments ingérés, à demi transformés, seront rejetés avec les selles.

Cet infortuné tuberculeux voit la vie

lui échapper de toutes parts. Le bacille ne trouve plus de résistance, les tubercules se multiplient et s'ulcèrent, ouvrant plus largement les fissures par où s'écoule rapidement la vie. Les fuites étant plus rapides, les rares glucoses restant sont vite transformés. La température s'élève, *c'est la fièvre continue*. Mais cette fièvre n'est plus une lutte, une défense; la tension artérielle étant considérablement affaiblie, les albumines et les sels alcalins du sérum très rares, les glucoses se transforment de suite en acide carbonique et en eau, d'où excès de chaleur et de sueurs. C'est le dernier effort de l'organisme qui s'éteint et qui brûle dans une dernière heure un faible reste d'énergie. Le malade en éprouve une sensation de bien-être qui lui fait croire qu'il renaît à la vie, alors qu'elle s'évanouit.

## Traitement.

Nous connaissons assez l'évolution de la tuberculose pour pouvoir lui appliquer maintenant le traitement qui lui convient. Rendons à cet organisme en détresse ce qu'il a perdu, mais ne le lui rendons pas

trop vite, sans quoi, dans une révolte violente, il se fera plus de mal que de bien.

Au début de la maladie, à la période
d'invasion, pendant que le bacille che-
mine par les lymphatiques vers le lobule
pulmonaire, le traitement aura de rapides
effets.

Si cette invasion se fait avec peu ou
point de réactions, donnons, dans les premiers jours, pour un adulte de force
moyenne, de 5 à 10 centigrammes de
formiate de chaux par jour, en quatre
fois, toutes les six heures, aux repas. Si
le malade, ce qui est très rare, éprouve,
deux ou trois jours après, une sensation
de lassitude, suspendons 24 heures et
donnons ensuite des doses moindres.
L'énergie revient rapidement et l'appétit
renaît.

Répondons à l'appel de cet organisme
avec des aliments facilement peptonisa-
bles : viandes crues, œufs peu cuits,
*surtout mets sucrés*, aliments très beurrés,
féculents, le riz de préférence. A partir
de ce moment, n'augmentons jamais les
doses de formiate. Il faudra même après
huit ou dix jours diminuer cette dose et
suspendre de temps en temps.

*Les sels formiques se fixent dans l'organisme, aussi leurs effets non seulement s'accumulent, mais même se multiplient à l'infini.* En effet, tandis qu'avant le traitement la plupart des aliments ne faisaient que traverser le tube digestif, sans profit pour le malade, les formiates manquant pour peptoniser les albuminoïdes et confectionner les ferments de la salive et du pancréas, à présent l'organisme ayant récupéré une partie de ce qui lui manquait, remis ainsi en équilibre, va largement puiser dans les aliments les substances nécessaires à sa défense et à sa réparation.

La raison capitale que voici, nous oblige encore à progresser lentement. L'organisme n'a pas faibli tout à coup, il n'a été tuberculisable que lorsque ses albumines ont perdu peu à peu une partie de leur poids moléculaire, et ont permis ainsi au bacille de parcourir les lymphatiques sans être phagocyté ; de longs mois ont été nécessaires pour cela. Leucocytes et cellules ont suivi fatalement cette progression descendante. Aussi, lorsque par un traitement violemment commencé nous élèverons rapidement le poids moléculaire des premiers, ils deviendront supérieurs, chimiquement, à ces dernières et les résorberont.

Nous créerons ainsi l'autophagisme.

Une partie des cellules jeunes étant résorbées, et les anciennes mal nourries, le malade maigrit d'une façon effrayante; il éprouve une sensation de faiblesse qui peut aller jusqu'à la syncope.

Cet organisme, qui a baissé peu à peu, doit être remonté peu à peu, afin que tous les éléments qui le constituent puissent reprendre leur densité normale avec la vitesse propre à chacun d'eux. Sans quoi toute amélioration sera éphémère et trompeuse.

Ce manque de concordance entre albumines, leucocytes et cellules peut exister, parce que ce corps en évolution qui va des peptones au leucocyte inclusivement n'étant encore qu'à demi organisé, pourra varier rapidement sous des influences diverses, mais la cellule dont l'organisation est complète et le type arrêté ne pourra pas suivre les variations trop brusques de ce corps albumineux qui la crée cependant.

Aussi le traitement des maladies chroniques par les formiates devra-t-il être lent et uniforme.

Lent, parce qu'on ne peut rendre en 24 heures aux cellules de cet organisme en détresse un poids moléculaire qu'elles ont perdu peu à peu, *de générations de cellules en générations*.

Uniforme, parce que les formiates ayant une action immédiate sur les albumines, à chaque période de traitement intensif correspondrait une augmentation importante dans leur densité ; et comme il serait impossible de le continuer ainsi longtemps, celles qui évolueraient pendant les périodes de repos seraient beaucoup moins denses que les premières. Il y aurait donc dans la nutrition cellulaire des à-coups qui seraient très nuisibles. Le seul danger du traitement par les formiates, moyen si puissant, *c'est précisément de relever trop vite le poids moléculaire de ce corps albumineux* qui ne pourra pas être suivi dans sa course ascendante par les cellules de cet organisme dégénéré.

Toute la difficulté consiste à trouver la dose nécessaire et suffisante pour compenser les pertes quotidiennes et le quantum nécessaire à l'ascension des albumines.

Des observations minutieusement suivies il résulte que cette dose peut dans les huit premiers jours varier entre 6 et 10 centigrammes par jour suivant l'ancienneté de la lésion et son étendue ; mais après ce temps elle restera entre 3 et 6 centigrammes, pour un adulte bien entendu. Il me paraît bon, en outre, de suspendre le traitement pendant une semaine chaque fois que le malade aura pris par petites doses de 30 à 40 centigrammes.

Il est évident que plus la lésion sera ancienne, plus le poids cellulaire aura baissé, et plus il faudra de temps et de prudence. La gravité des cas est souvent plus en rapport avec l'ancienneté qu'avec leur étendue.

Les doses doivent être fractionnées parce que la poussée des albumines vers la cellule étant constante et uniforme, nous devons faciliter cette marche naturelle sans à-coups. Il faudra donc administrer la dose d'un jour en quatre fois, un quart toutes les six heures, et toujours après l'absorption d'un aliment.

Le corps est avare de ses formiates, il ne les perd qu'à regret. Tous les sels formiques utilisés comme ferments dans la digestion, sont repris par le tube digestif et ne sont éliminés qu'après avoir épuisé leur énergie potentielle.

Il faut joindre au traitement par les formiates, comme une conséquence forcée, les phosphates bi-calciques donnés à la dose de 20 centigrammes par repas, et les sels de fer, sous forme de protoxalate de fer, à la même dose ; ou ce qui serait mieux, mais demandera une surveillance plus grande du malade, le formiate acide de peroxyde de fer, qui est le sel de fer de beaucoup le plus actif.

*Ce sel fait merveille dans l'anémie, la chlorose, etc.* Dans la tuberculose pulmonaire déjà avancée, où une ascension trop rapide des albumines est toujours nuisible, il ne faudra pas oublier de supprimer le formiate de chaux ou d'en diminuer la dose, d'une quantité égale à celle de formiate de peroxyde de fer ajoutée.

La promenade modérée au grand air est excellente, mais la fatigue est mauvaise. Nous savons, en effet, que l'effort musculaire dépense une somme considérable de glucoses, et ceux-ci sont la source de toute résistante.

Le malade va guérir assez vite à cette première période.

Les albumines adultes ayant rapidement augmenté dans le sang, les glucoses étant plus abondants, le bacille sera phagocyté et tout rentrera dans l'ordre.

Mais, à notre avis, ce n'est là que la première partie du traitement. Nous avons remonté l'organisme assez pour que la phagocytose pût se produire, mais si nous arrêtons là nos soins, nous laissons cet organisme sur la limite de la tuberculisation. Que pour une raison quelconque il reperde de son poids moléculaire et il redevient un terrain favorable à la tuberculose.

L'organisme débarrassé du bacille, il faudra s'occuper du terrain.

Que sera donc le terrain chez un tuberculeux ?

A notre avis *le terrain* de chacun de nous correspond au poids moléculaire de nos albumines.

Il me paraît difficile d'admettre la présence dans le sang de telle ou telle substance mystérieuse qui ferait de nous une proie plus ou moins facile pour tel ou tel microbe, suivant qu'elle circulerait en plus ou moins grande abondance dans nos veines.

*La résistance du terrain à l'infection, quelle qu'elle soit, est proportionnelle à la densité de nos albumines, et c'est probablement là le motif de la fréquence des maladies infectieuses de l'enfance. Chez les enfants, en effet, la fibrine étant rare, les microbes ne sont pas phagocytés dès leur arrivée dans l'organisme; il ne se produit de réaction qu'après l'invasion générale.*

Donc quand ce tuberculeux sera guéri, au sens habituel du mot, soignez-le encore longtemps, par les mêmes moyens, pour que son terrain reprenne la densité qui correspond à son âge.

Si nous poussons plus loin l'analyse de ce terrain nous arrivons à trouver que la plupart des tuberculeux ont un terrain tuberculisable, soit parce que leurs parents (et c'est là le côté dû à l'hérédité) les ont créés avec des groupements formiques peu actifs, soit parce que de la fécondation de l'œuf à la puberté, période où se créent les colliers d'albumines dont il a été parlé au début de ce travail, ces organismes ont évolué dans un milieu impropre à la création de ces centres vitaux.

## Leucocytes et Tubercules.

Le tuberculeux vient-il à nous long-temps après l'invasion, lorsque le bacille a créé le tubercule, le traitement demandera plus de temps et de prudence.

Si nous élevons doucement et progressivement le poids moléculaire des albumines, *le leucocyte va suivre fatalement la même progression ascendante*, il va d'abord être de poids moléculaire égal, puis supérieur à cette cellule géante de densité inférieure.

A ce moment, les échanges entre eux vont continuer, *mais en sens inverse*, le leucocyte chimiquement supérieur à la cellule va lui reprendre ce qu'il lui avait donné et ainsi sera résorbé le tubercule.

Le bacille mis à nu au milieu d'une lymphe enrichie en fibrine et presque normale sera phagocyté. Mais si l'organisme, trop violemment traité, remonte vite et fort, *tout échange moléculaire sera rendu impossible entre le leucocyte et la cellule tuberculeuse*, car il y aura entre celui-ci et cette dernière une trop grande distance chimique.

Elle ne pourra donc être ni alimentée ni résorbée.

Cette masse de tubercules se momifiera, restera en place comme un corps étranger autour duquel se feront des poussées congestives plus ou moins violentes, toujours proportionnelles à l'intensité du traitement.

Si elles ne sont pas trop violentes, il va se produire autour de ces parties des dédoublements de formiate d'albumine et de chaux, le tubercule se crétifiera.

Si ces poussées congestives sont violentes, ils vont être d'abord séparés des tissus sains, puis expulsés avec les crachats et la réparation sé fera ensuite d'autant plus vite que l'on aura progressé plus doucement au début; car le sang contiendra alors beaucoup de fibrines calciques. Mais cette ulcération pulmonaire sera une cause de déperdition toujours grande, *toujours mauvaise*.

Si le malade en question est atteint depuis très longtemps, très largement envahi, une expulsion trop rapide de tous ces tubercules serait un danger considérable, parce qu'alors les portes seront grandes ouvertes pour la sortie des fibrines. Si l'étendue de la lésion use plus de celles-ci que l'organisme n'en peut fabriquer quotidiennement, l'équilibre est rompu, le malade maigrit et faiblit. Marchons donc très doucement au début. La dose de formiate de chaux sera inversement proportionnelle à la lésion ; c'est-à-dire que plus la lésion sera étendue, moindre sera la dose.

Si nous poussions rapidement la maturation des albumines, et partant si nous élevions trop vite la tension artérielle, en plus des dangers déjà énoncés, la lutte s'engagerait sur tous les points à la fois, avec violence. Le malade, dans ce cas, se transforme rapidement les premiers quinze jours ; il se croit en bonne voie de guérison, mais à ce moment, les fibrines les plus mûres sont épuisées, l'organisme n'a pas eu le temps d'en mûrir de nouvelles en suffisante quantité ; il maigrit tout à coup, ses forces s'évanouissent, tout est à recommencer.

Nous avons agi comme un général qui met toutes ses troupes sur le front de bataille ; il fait reculer l'ennemi le matin, mais si celui-ci a de la résistance et de la profondeur (et la tuberculose ne manque ni de l'un ni de l'autre), le vainqueur du matin sera le battu du soir.

Il faut d'abord préparer la mobilisation, les troupes de second plan. Marcher lentement, c'est marcher sûrement.

Les infections secondaires sont un des dangers les plus grands de cette période ulcérative. Si le malade respire de l'air chargé de poussières, il fera de temps en temps du côté de ses lésions des poussées congestives, avec frissons légers, qui ralentiront la guérison. Aussi sera-t-il de première nécessité de le soustraire à ces dangers.

La balance rendra un service considérable dans ce mode de traitement. Il faut peser les malades souvent, très souvent. S'ils ne maigrissent pas, c'est que le traitement n'est pas trop intensif ; mais ils doivent engraisser et c'est ce qui arrivera toujours si l'on ne dépasse pas les doses nécessaires.

Pesez souvent, auscultez souvent. Si le malade maigrit, si peu que ce soit, si l'auscultation indique des râles de congestion autour des points atteints, on doit suspendre quelques jours le traitement.

L'arrivée trop abondante de sérum fibrineux et chargé de glucoses sur les parties malades, au lieu de pousser à la réparation, l'entrave. Des décharges formiques trop violentes mortifient les cellules de nouvelle formation.

Il faut entretenir un très léger état congestif, aider la nature à faire ce qu'elle fait toujours quand elle se guérit.

Quand le traitement aura été trop rapide, il arrivera qu'un malade ne présentant aucun signe de tuberculose appréciable sur tel ou tel point de la poitrine aura quinze, vingt jours après, alors qu'il est déjà transformé, des poussées congestives très localisées sur ce même point.

Dira-t-on que le traitement a poussé à la propagation du bacille? Cette opinion n'est pas soutenable. Le bacille était bien sur ces points, il y avait édifié son tubercule, mais l'organisme était si affaibli qu'il ne donnait aucun signe de défense, l'ennemi était chez lui.

Ces râles de congestion sont le signal du réveil de l'organisme qui veut se débarrasser du parasite. Il faut suspendre le traitement quelques jours, quatre ou cinq. Si les râles congestifs sont nombreux instituer même le régime lacté, qui va très rapidement remettre les choses en l'état. Les râles disparaîtront presque de suite, vingt-quatre ou quarante-huit heures après, et cette poussée n'aura pas été inutile, car elle a fulguré sinon tous, du moins une bonne partie des bacilles. Ces parties atteintes vont en effet se cicatriser rapidement la plupart du temps, car après quelques jours il est impossible, jusqu'à la fin du traitement, d'en ressaisir des vestiges par l'auscultation.

Même avec un traitement prudemment conduit, ce même phénomène se produira la plupart du temps, alors que le malade aura reconquis une bonne partie de son énergie. Des craquements secs se feront entendre là où l'on ne percevait au début du traitement qu'une respiration légèrement soufflante, ou, au contraire, insuffisante. Après quelques jours ces craquements disparaissent pour toujours. Leur apparition n'ayant pas été accompagnée d'expectorations plus abondantes, on doit penser qu'ils proviennent de la résorption des tubercules qui laissent à leur place des alvéoles disloquées.

Ces phènomènes ne se produisent que chez les tuberculeux déjà envahis depuis longtemps.

Les bacilles, au moment des poussées congestives violentes, ainsi qu'au commencement du traitement, augmentent souvent considérablement dans les expectorations. J'ai vu une malade, rapidement guérie cependant, les expectorer par paquets de 20 à 30 ensemble, englués dans des blocs de fibrine. Il est inutile de démontrer que le traitement n'avait pas favorisé leur développement, mais que c'étaient les colonies déjà existantes qui étaient expulsées.

Les bacilles, par ce traitement, vont diminuer progressivement et disparaître peu à peu.

## De l'Hémoptysie.

Un accident qui peut se produire à toutes les périodes de la maladie, je ne dis pas du traitement, c'est l'hémoptysie.

Le traitement par les formiates en est le meilleur remède ; non pas remède immédiat, mais cependant assez rapide.

Des tuberculeux mis en traitement en pleine hémoptysie, l'ont vue s'arrêter complètement 24 heures après. Il n'est pas question en ce moment des hémoptysies très abondantes ; je n'en ai pas observé chez les malades traités, mais seulement de celles qui font perdre au malade de 50 à 60 grammes de sang dans les 24 heures.

Les formiates en seront le remède par excellence, parce qu'ils augmentent rapidement la fibrine du sang. Un sérum très fibrineux obturera rapidement le vaisseau lésé si celui-ci n'est pas d'un trop gros calibre. Aussi, après une vingtaine de jours de traitement l'hémoptysie sera-t-elle bien rare et la plupart du temps insignifiante. A ce moment, le sang riche en fibrine obturera rapidement l'artériole ouverte ; ce travail pourra même se faire avant qu'elle ne s'ouvre, dès que ses tuniques seront atteintes.

L'hémoptysie n'est à craindre qu'avec un traitement brutalement entrepris au début. De fortes doses de formiates produisent presque de suite une poussée aiguë de fibrine, précédée de frisson.

Celle-ci va sourdre abondamment par la plaie et comme toujours, grâce aux glucoses, produire avec l'acide formique un tampon qui va arrêter momentanément tout suintement. Si la décharge formique a été violente, il se fait une escarre plus ou moins profonde. Comme l'organisme de ce tuberculeux est dépourvu de fibrines calciques et que nous venons de lui faire faire un effort avec ses fibrines sodiques, l'escarre ne sera pas doublée solidement en dedans par un apport incessant de fibrines calciques. Les leucocytes de ce type, rares et dégénéres, ne feront qu'une réparation lente et imparfaite. Aussi, cette escarre va, peu à peu, se désagréger et tomber enfin sans laisser à sa place de tissu cicatriciel. Si elle intéresse une artériole, c'est l'hémoptysie abondante, fatale peut-être. Dans ce cas, nous n'avons pas donné le temps à l'organisme de préparer ses fibrines calciques, pour obturer les vaisseaux malades. Avec prudence et lenteur, ces accidents seront toujours évités et l'on arrivera à guérir la plus grande partie des tuberculeux.

Il y en a cependant que l'on ne guérira pas :

1° Ceux dont la tuberculose n'est qu'un incident dans un état cachectique avancé;

2° Ceux dont les lésions avant le traitement, intéressent déjà les deux poumons sur une grande étendue. Quelque merveilleux que soit un remède, il ne peut pas faire repousser un organe mort;

3° Enfin, beaucoup de tuberculeux à *fièvre continue*. Celle-ci prouve que l'organisme, très largement envahi, est incapable de faire un effort utile, et voici pourquoi. Elle est le résultat de l'intervention trop rapide des glucoses par d'abondantes toxines. L'acide formique dégagé ne trouvant pas dans le sérum si aqueux du malade les phosphates nécessaires pour pouvoir se fixer sur ses rares albumines, achève son mouvement de régression et se transforme de suite en $CO_2 + H_2O$.

La tension artérielle, si faible déjà, ne

va pas remonter, puisque les albumines ne mûrissent pas. On voit le cercle vicieux qui va s'établir. Les glucoses, sous l'action des toxines régressent très vite parce que la tension artérielle est faible, et celle-ci reste telle parce que l'acide formique ne peut avoir d'effet utile. Il ne se produit donc pas de fibrine, le bacille ne peut pas être phagocyté ni les lésions réparées.

Les lésions ne seront pas réparées parce que ces tuberculeux à fièvre élevée et continue sont presque toujours *des tuberculeux ganglionnaires*.

Les ganglions lymphatiques, depuis longtemps envahis, *ont perdu leur pouvoir leucocytique*. Les rares albumines mûries par la fièvre n'étant plus transformées en leucocytes, les lésions restent irréparées et irréparables. Ce malade mourra presque fatalement.(1)

Dans ces cas, la première indication est de faciliter l'élimination des toxines par le régime lacté mixte et de neutraliser leurs effets par les sels de quinine. Il faut

---

(1) Les leucocytes étant rares, la plaie pulmonaire reste ouverte, la tension artérielle reste faible, les glucoses régressent vite, d'où la fièvre continue.

aussi fournir à l'organisme des phosphates calciques qui pourront fixer l'acide formique produit. Mais, avant tout, ne donner à ce moment que *de très faibles doses de formiates*, car, dans ces cas, en activant la lutte, on précipiterait le dénouement.

L'alimentation sera exclusivement composée de lait, féculents, crèmes, beurre, œufs et *substances sucrées*.

Si l'on obtient par ces procédés la chute de la température d'une façon durable pendant 15 ou 20 jours, on traitera ces malades comme les précédents. L'alimentation sera peu à peu augmentée.

Mais ces tuberculeux incurables ne sont réduits à cet état que par l'impossibilité où l'on s'est trouvé d'arrêter l'invasion bacillaire. Au début, avec les formiates, nous pourrons arriver toujours à ce résultat ; et même, ce qui sera plus sage, on n'attendra pas les premiers symptômes du mal confirmé.

Quand on aura des antécédents tuberculeux et que l'organisme paraîtra faiblir, on fera une cure de formiates. On relèvera l'organisme, on le remettra en équilibre, les ganglions lymphatiques reprendront leur activité. Le sérum sanguin sera vite plus dense et c'est là, ne l'oublions pas, la vie tout entière. Car c'est cette demi-vie en évolution qui va créer la cellule; par conséquent, plus le sérum sanguin aura de colliers d'albumines, centres vitaux, plus leurs grains seront denses, plus l'organisme sera robuste. Un sérum saturé d'albumines confère l'invulnérabilité. *Les formiates seront donc le préventif par excellence des maladies microbiennes.*

Quand on a vu les effets des sels formiques sur les organismes vivants on peut espérer voir à brève échéance, sinon la disparition, du moins l'atténuation dans des proportions considérables, de la tuberculose. Il y aura encore des victimes : ceux qui par leur genre de travail sont dans des conditions d'hygiène particulièrement mauvaises. Parmi ceux-là, il n'en est pas de plus exposés que les ouvriers travaillant dans l'obscurité. Il ne faut pas oublier que le rayon de soleil, créateur de la formaldéhyde et des formiates, va conserver toujours sur eux une influence considérable. Qu'il disparaisse momentanément, pendant les heures de la nuit, et l'activité chimique des groupements formiques diminuant, l'animal passe de la vie à une demi-vie; c'est le sommeil.

Que la source d'où il vient s'éloigne de nous, ou qu'il ne nous arrive que d'une façon oblique, rasant seulement notre planète, et la nature tout entière, immense texture de sels formiques, s'endort et ne conserve qu'un minimum de vie. Qu'il reparaisse, et la vie foisonne.

Ainsi, ce n'est donc pas tout que d'introduire dans un organisme les rouages indispensables à son bon fonctionnement, il faut encore que le soleil, moteur du monde, puisse faire sentir sa sublime influence.

# Du Cancer.

## Genèse de la cellule cancéreuse.

Nous venons de voir les effets d'une toxine produisant des réactions vives avec prolifération cellulaire, et, quelquefois même, avec mortification des cellules.

Supposons maintenant l'arrivée d'un microbe très petit, à toxines très peu actives, sur un point quelconque d'un organisme très affaibli.

Aucune réaction ne se produira. Cet organisme est pauvre en glucoses, en ferments solubles, pauvre en fibrine et albumine, pauvre en oxygène. Les toxines que va sécréter ce microbe, en apparence indifférent, imprégneront les tissus dans lesquels il colonise. Sur ces points, les glucoses seront plus activement transformés que dans le reste de l'organisme et les cellules voisines, bénéficiant de leur énergie potentielle, proliféreront rapidement. Elles utiliseront les leucocytes dégénérés que les cellules normales n'assimilent que péniblement. Ces leucocytes, à poids moléculaire inférieur, vont donc créer une cellule inférieure et ajouter l'activité de leur noyau à celle de la toxine. Cette première cellule dégénérée donnera naissance à une fille, qui dégénérera à son tour, parce qu'elle est nourrie avec des leucocytes qui baissent graduellement de poids moléculaire et ainsi de génération de cellules en génération. Le cancer est né.

*Du centre de la tumeur à la périphérie, nous devons donc trouver des cellules diminuant graduellement de poids moléculaire.* Elles ont suivi la marche descendante du leucocyte, celui-ci des albumines, celles-ci de la tension artérielle. *La cellule adulte est redevenue fœtale.*

. M. Cornil nous apprend que toutes les tumeurs, sans exception, peuvent se développer dans le tissu conjonctif. Cet éminent histologue a montré qu'au début de presque toutes les tumeurs on trouve une irritation du tissu conjonctif, *caractérisée par l'hypertrophie et la multiplication des cellules plasmatiques, en même temps que par la présence de leucocytes en plus ou moins grande abondance.*

Ces faits pourraient s'expliquer ainsi par la théorie que nous venons d'exposer.

Les cellules plasmatiques paraissent

avoir une composition chimique neutre, c'est-à-dire qu'elles ont la trame commune à toutes les cellules (formiate d'albumine et de soude, par exemple); elles pourront devenir spécifiques en assimilant les molécules d'un sel formique, créant une spécificité.

Leur poids moléculaire est le plus faible puisque ce sont les premières cellules qui disparaîtront par l'autophagisme. Nous savons comment le leucocyte pourra résorber ces cellules inférieures, *donner, grâce à son noyau, une spécificité à leur substance, la mûrir et la repasser ensuite aux cellules nobles de l'organisme.*

Au début des tumeurs, ces cellules plasmatiques, dont l'activité est considérablement accrue par la toxine du microbe, boivent avidement les leucocytes que l'on voit autour d'elles.

Ces leucocytes ont une spécificité qui correspond à celle du ganglion générateur.

Le type du leucocyte qui prédominera sera donc celui qui correspondra au groupe ganglionnaire le plus actif. Si nous supposons que, dans ce cas, le ganglion à type chaux est le plus énergique, les leucocytes de même type vont donner leur spécificité aux cellules plasmatiques en suractivité. Ainsi sera créée la cellule dégénérée à type chaux, point de départ de la tumeur osseuse. Cette cellule nouvelle donnera naissance à d'autres cellules de même type qui dégénéreront progressivement, comme il a été dit.

Suractivité ou mortification cellulaire sont produites par la même réaction chimique, la transformation des glucoses par les toxines; il n'y a qu'une différence de plus ou de moins. Une toxine violente sur des glucoses abondants produit une décharge formique mortelle pour la cellule; les glucoses, au contraire, sont-ils rares, et la toxine modérément active, c'est la suractivité cellulaire locale. Ici, comme dans la tuberculose, le point de départ est le microbe, l'arme, la toxine; les résultats sont identiques au début. Mais ils diffèrent ensuite à cause du poids moléculaire des albumines, plus élevé en général chez les tuberculeux que chez les cancéreux, et surtout à cause de l'activité de la toxine du bacille plus grande que celle du microbe du cancer. Pour ces raisons, la suractivité cellulaire dans la tuberculose est toute locale. La tuberculine déterminera de temps en temps des révoltes de l'organisme, des poussées fébriles avec élimination des tubercules.

*Dans le cancer, jamais de révolte* ; plus les glucoses s'usent sur les points envahis, plus il y en arrive, en vertu de la tension de dissociation des liquides de l'organisme. Plus il en arrive, plus l'activité cellulaire va s'accroître sur ces points. Les cellules se multiplient si rapidement, grâce aux nombreux leucocytes dégénérés qui les entourent, qu'elles n'ont pas le temps de mûrir. *Leur poids moléculaire baisse progressivement, elles ne produisent plus que des tissus fœtaux.*

L'organisme, déjà affaibli, s'amoindrit encore. Une bonne partie des glucoses destinés à l'ensemble se dépense au seul profit du néoplasme, l'équilibre est rompu. Les albumines vont donc, de ce fait, se raréfier et perdre encore de leur poids moléculaire ; le leucocyte ne sélectionnera que des albumines inférieures, et bientôt la fibrine leucocytaire sera plus en rapport avec le poids moléculaire de la cellule néoplasique qu'avec celui de la cellule normale.

A ce moment, ce n'est plus le cancer qui est l'intrus, le tissu étranger, mais bien les éléments premiers qui ne sont plus dans un milieu viable, tout échange moléculaire leur étant devenu sinon impossible, du moins très difficile. C'est la cachexie et la mort.

C'est alors que nous verrons se produire cette anomalie apparente des leucocytes augmentant de nombre pendant que la fibrine du sang diminue. Ils augmentent, non parce qu'il s'en produit davantage, mais parce qu'ils restent inutilisés.

Tout s'est passé sans aucune réaction. M. Brault nous apprend que c'est là un fait constant ; la cellule normale se laisse déplacer, étouffer par sa nouvelle sœur, sans qu'on puisse trouver trace de lutte, de réaction.

C'est ainsi que procède le cancer à marche rapide ; mais il n'en est pas toujours de même. La vitesse avec laquelle évolue cette maladie ne tient pas à son essence, qui est toujours la même (action d'une toxine faible sur un organisme pauvre en glucose), mais seulement à la résistance que lui oppose l'organisme.

Si ce même travail se produit chez un sujet moyennement affaibli, le résultat sera bien différent. Les leucocytes gardant un poids moléculaire encore élevé, ne favoriseront que très médiocrement le développement des cellules néoplasiques; les glucoses étant encore abondants et déjà bien ébranlés par le ferment soluble que ces leucocytes vigoureux répandent, produiront avec les toxines des décharges formiques suffisantes, sinon pour annihiler le microbe, du moins pour en ralentir la reproduction. Moins follement utilisés sur ces points, les glucoses y viendront moins abondants; aussi, la quantité de glucoses trouvée dans les tumeurs est-elle proportionnelle au degré d'activité de celles-ci.

Les cellules néoplasiques, dans ce milieu impropre à leur évolution, végètent; les décharges formiques étant insuffisantes pour les désorganiser, elles se momifient et forment des noyaux durs, privés de toute activité : c'est le squirre.

Si l'organisme remonte encore et reprend tout son équilibre, le squirre se momifie entièrement, le microbe est pha-

gocyté ou reste emprisonné. Cette production de cellules anormales se tasse et
reste sur place comme un corps étranger
aseptique : c'est le cancer guéri.

C'est là le mode de guérison qui suit
les réactions violentes de l'organisme. Un
érysipèle, par exemple, survenant chez
un cancéreux encore énergique, pourra
arrêter momentanément la prolifération
néoplasique, par la poussée de fibrine
qu'il détermine. Le poids moléculaire des
leucocytes augmentant très rapidement,
la cellule cancéreuse meurt de faim ; elle
se momifie. Il y a une trop grande distance chimique entre elle et ce leucocyte,
pour qu'il puisse y avoir échange entre
eux.

Mais si, par un traitement bien dirigé,
nous élevons doucement et progressivement le poids moléculaire de ce leucocyte, il arrivera un moment où il sera
d'abord égal, puis légèrement supérieur
à celui de la cellule dégénérée ; *alors les
échanges entre ce leucocyte et cette cellule recommenceront, mais en sens inverse*. Cette fois, c'est le leucocyte qui,
chimiquement supérieur, désagrège et
reprend à la cellule ce qu'il avait donné.

C'est ainsi que le leucocyte fait disparaître les cellules inférieures. Comme le
même travail se produit dans toutes les
maladies qui ont déterminé des suractivités cellulaires, on comprendra combien il
est *utile, nécessaire, indispensable, capital,*
de marcher lentement au début. Il faut
élever progressivement le poids moléculaire des albumines pour ne pas couper
toutes relations entre le leucocyte et le
tissu de nouvelle formation. Sans quoi,
il ne régressera jamais, il se momifiera.

Ce qui est vrai pour le néoplasme lui-
même, l'est aussi pour le ganglion cancéreux. S'il n'est déjà momifié en partie au
début du traitement, en marchant lentement, il pourra rétrocéder. Mais si, pendant le cours de la maladie, l'organisme
s'est révolté sous l'influence d'une toxine
nouvelle plus active, des parties du cancer ou du ganglion cancéreux auront
pu déjà se momifier ; ces parties régres-
seront très lentement ou même pas.

Mais alors, où reconnaîtra-t-on que le
cancer est en voie de guérison ?

Le cancer sera en voie de guérison
lorsque le traitement aura élevé suffi-

samment le poids moléculaire du leucocyte pour que le sens des échanges entre
les cellules néoplasiques et ce dernier soit renversé. Ce résultat s'obtiendra
rapidement si le malade n'est pas à la
fin de sa course, si on traite un malade
et pas un moribond.

Pour pouvoir mûrir des albumines, élever leur poids moléculaire, encore faut-il
que ces albumines existent. Or, à une
période très avancée de la maladie, le
sang des cancéreux est comme de l'eau.
Comment en serait-il autrement puisque
la maladie n'a pu naître que sur un organisme pauvre en albumines ?

N'oublions pas que le traitement par
les formiates ne s'adresse pas aux microbes directement, on rend à l'organisme
les armes dont il se sert à sa façon pour
lutter contre l'invasion. Mais encore faut-
il qu'il ne soit pas si débile qu'il ne
puisse plus même utiliser ses armes cou-
tumières.

J'insiste, parce qu'on ne manquera pas
de dire que pour qu'un traitement soit
souverain, il faut qu'il guérisse absolument tous les cas. Le traitement par les
formiates les guérira tous quand il sera

appliqué dans les premiers mois et même longtemps après, mais non pas lorsqu'il s'adressera à une loque humaine, qui non seulement est envahie de partout, mais même n'est plus complète, les opérations chirurgicales les plus diverses ayant encore augmenté le manque d'équilibre.

Il va sans dire que si les ganglions lymphatiques sont envahis dans leur presque totalité, le malade est irrévocablement perdu. Le rôle de ces ganglions est considérable, nous le savons maintenant : vouloir guérir un cancéreux dans cet état, c'est vouloir ramener à la santé un tuberculeux qui aurait expectoré la presque totalité de ses poumons.

Quand on traitera un cancéreux encore valide, la marche du cancer sera arrêtée très rapidement, en 24 ou 48 heures.

On agira aussi vite sur le cancer que nous agissons sur une syphilide ou une gomme ; *mais de même que dans la syphilis la disparition de la gomme n'indique pas la guérison de la maladie, de même dans le cancer l'arrêt, la régression même des tissus nouveaux n'indique pas la disparition de la cause du mal.*

Nous avons bien rendu, presque instantanément, inoffensifs pour l'organisme les effets du microbe, mais nous n'avons pas encore atteint ce microbe. Si nous arrêtons là le traitement, dès que le mouvement ascensionnel de l'organisme sera arrêté, dès que le poids moléculaire des albumines aura baissé, de nouvelles productions néoplasiques se formeront.

Le traitement du cancer comprend donc deux périodes.

Dans la première, on arrête la prolifération cellulaire, on la fait régresser ou elle se momifie.

Dans la deuxième, on débarrasse l'organisme du microbe, cause de cette prolifération.

Je viens de dire que l'arrêt de cette prolifération cellulaire est très rapide chez les sujets encore valides; ce fait est très facile à constater pour les néoplasmes accessibles à l'œil.

Quelques heures dans certains cas, deux jours au plus dans les autres, suffisent à produire une congestion proportionnelle à l'intensité du traitement autour du néoplasme. A partir de ce moment, son évolution est arrêtée.

Les cellules néoplasiques vont être ré-

12.

sorbées par les leucocytes, si le traitement est sagement entrepris, ou se momifier s'il est trop rapide. Dans ce cas,
elles s'élimineront très lentement si elles
sont en contact avec l'air ; sinon, elles
resteront dans l'intimité des tissus sous
forme de squirre.

Le malade ne sera souvent, dans ce
cas, qu'à demi guéri, car il y a de grandes probabilités pour que ce squirre se
réveille dès que l'organisme aura faibli
de nouveau.

En voici la raison.

En élevant trop rapidement le poids
moléculaire des leucocytes par un traitement intensif, nous avons d'abord momifié les cellules néoplasiques de la périphérie de la tumeur. Nous savons que
celles-ci s'écartent beaucoup plus du
type normal que celles du centre, point
de départ de la dégénérescence.

Par conséquent, la périphérie de la
tumeur va se momifier tandis que le
centre pourra encore vivre. Si l'on continue violemment le traitement, cette
périphérie durcira de plus en plus, les
échanges entre les liquides internes de
la tumeur et le sang seront rendus très

difficiles. Le microbe du cancer sera ainsi emprisonné, affaibli, mais incomplètement détruit. Dès que le poids moléculaire des albumines du sujet redescendra, les toxines de ce microbe produiront de nouvelles suractivités cellulaires. *La tumeur, dans ce cas, recommencera par le centre*, ainsi qu'il m'a été donné de le constater.

Si cette tumeur momifiée est en contact avec l'air, elle pourra s'éliminer. Ce travail d'élimination est très variable comme temps, toujours long ; mais qu'importe, le malade est guéri, il revient à la pleine santé, sans crainte du mal.

Des compresses d'eau légèrement oxygénée appliquées sur le cancer momifié en faciliteront l'élimination. Lorsqu'elle sera complète, on activera la réparation des parties atteintes par l'application de poudre légèrement formolée.

A cet effet, on pourra utiliser la poudre de tourbe formolée qui donne de très bons résultats. C'est là la première partie du traitement.

L'observation quotidienne de cette période de réparation est poignante, passionnante et d'un intérêt considérable; suivons-la.

Nous traitons un cancer récidivé du sein déjà ulcéré. La cicatrice est à vif sur un espace assez étendu, et bourgeonnante. Après deux ou trois jours d'un traitement *trop énergique*, les bourgeons cancéreux se flétrissent et disparaissent en partie. Nous triomphons; le traitement est poursuivi, la plaie se rétrécit par les bords qui sont rouges et tuméfiés et le fond rebourgeonne. De vrais bourgeons, bien rouges, bien vivants, c'est évidemment la réparation complète, à brève échéance. Quelle joie! L'état général du malade suit une marche ascendante. L'appétit est superbe, les nuits excellentes, les douleurs très atténuées ou disparues : enfin, c'est bien la guérison du cancer ! !

La plaie a diminué d'une façon considérable d'étendue, quinze jours ou trois semaines ont suffi : pourquoi le même travail ne se poursuivrait-il pas jusqu'au bout sous l'influence du même traitement?

Nous nous congratulons, lorsque, à la visite du lendemain, nous trouvons le malade nerveux, agacé, déconfit. Il avait si bien lu notre joie dans nos yeux qu'il se croyait sûr de la guérison et... pendant la nuit, sans qu'il ait rien senti, sa plaie, cette plaie objet de toutes ses préoccupations, a repris subitement son étendue première. Les beaux bourgeons du fond se sont évanouis comme neige d'avril au soleil, et, à leur place... un trou. Or, comme il est persuadé, suivant l'opinion du vulgaire, que le cancer ronge, il se voit dévoré vivant, en un instant, par l'hydre horrible.

Après l'avoir consolé de notre mieux, nous regardons, convaincus que le malade exagère. Las! las! las! il a à peine dit la vérité. Tout le travail de réparation s'est évanoui.... Quelle cruelle déception ! Nous rassemblons nos idées en déroute, et, après avoir fait la salutaire réflexion que le cancer ne ronge pas, mais au contraire prolifère et hypertrophie, nous continuons le traitement en apportant quelques modifications.

L'état général du malade continue à s'améliorer, et la plaie recommence à bourgeonner et à se rétrécir..... Il n'en reste pas plus gros qu'un pain à cacheter ; cette fois, c'est bien la fin. Mais comme la cicatrisation de ce pain à cacheter nous paraît à présent lente à se faire, nous augmentons un peu l'intensité du traitement et nous annonçons la guérison complète pour la quinzaine. Pour un rien, nous l'eussions promise pour le lendemain.

Nous revenons deux jours après. La pellicule si mince qui paraissait jetée comme un voile sur les bourgeons nous paraît moins solide, elle glisse sur eux plutôt qu'elle n'y adhère. Diable! nous quittons le malade péniblement impressionnés et nous avons hâte d'être au lendemain pour revoir la plaie.

Il arrive, ce lendemain, et, avec lui, quelle nouvelle déception! Tout est à recommencer..... Je passe sur les moments de cruel abattement, de rage, d'hypertrophie de la volonté, que l'on traverse jusqu'au moment de l'éblouissante lumière.

Enfin! nous pouvons nous expliquer comment cet organisme, à l'instar de Pénélope, va défaire et refaire vingt fois son même travail avant qu'il ne soit définitif.

Au début du traitement, le poids moléculaire des leucocytes de ce malade augmentant et devenant supérieur à celui

de la cellule cancéreuse, cette dernière
est résorbée. Première fonte des bourgeons cancéreux. Les mêmes leucocytes
qui ont résorbé cette cellule inférieure
vont en créer une autre plus élevée en
poids d'un degré, second bourgeonne-
ment. L'organisme continue sa marche
ascendante, les leucocytes suivent le même
mouvement; ils vont redevenir supérieurs
aux cellules composant cette seconde flore
de bourgeons et les résorber de nouveau,
et ainsi de suite jusqu'à ce que l'organisme, ayant reconquis le poids moléculaire qui correspond à son âge, fasse une
cicatrice durable. Chaque bourgeonne-
ment correspond à la naissance d'une
génération de cellules plus élevées, continuellement résorbées par les leucocytes
qui augmentent progressivement de poids;
aussi sont-elles très éphémères.

Nous avons eu là sous les yeux le travail qui se passe, en même temps, dans
l'organisme tout entier. Cet organisme
qui a baissé peu à peu de génération de
cellules en génération, revenant vers
l'état fœtal, remonte sous l'influence du
traitement; les cellules augmentent de
poids de génération en génération. Or,

dans l'organisme, comme sur cette plaie, dès que les cellules deviennent inférieures aux leucocytes elles sont résorbées pendant que de nouvelles se créent, supérieures. On voit donc que l'organisme de ce malade va être le terrain de mutations incessantes ; une génération de cellules disparaissant est aussitôt remplacée par une nouvelle, plus élevée. *Cette déchéance et cette nouvelle ascension suivront mathématiquement les variations de la tension artérielle*. C'est elle qui tient sous son influence le poids moléculaire des tissus. Ce poids augmente proportionnellement à la tension, du fœtus à l'adulte. Il revient vers son point de départ dans les maladies chroniques, pendant que baisse progressivement cette tension. Le cancéreux adulte *in extremis* a des tissus d'enfant. De ces faits il est aisé de déduire la marche du traitement. Trop violent, nous activons l'autophagisme qui détruira plus de cellules qu'il ne s'en créera : le malade maigrira, quelquefois horriblement.

Sagement conduit, il rendra à cet organisme la maturité de ses éléments, le remettra en équilibre et le rendra, par conséquent, invulnérable.

Si nous procédons avec lenteur, nous n'assisterons pas, il est vrai, à la disparition rapide des tissus cancéreux, mais nous ne verrons pas de cicatrisations apparaître et disparaître brutalement. Elle se fera lentement. Pendant que les cellules inférieures de ces tissus de réparations seront résorbées, d'autres, plus denses, auront eu le temps de les remplacer et le mal se réparera lentement et uniformément.

Ce que nous disons pour le cancer, est également vrai pour le tubercule. Si nous poussons à la résolution rapide de cette néo-formation, la cicatrisation sera peu solide ; elle pourra se faire rapidement, mais l'organisme continuant sa marche ascensionnelle, elle se défera brutalement, et tel malade, que l'on considérait comme complètement cicatrisé, redonnera, à l'auscultation, tous les signes perçus pendant le cours de la maladie. *Les expectorations, seulement, ne contiendront plus de bacilles.*

Pour arriver à la guérison définitive du cancéreux, il sera quelquefois utile de recourir aux injections hypodermiques de formiates. Dans ces cas, on utilisera les formiates de soude, de chaux et de potasse ensemble, dilués dans un sérum artificiel faible. L'injection est faite dans le tissu cellulaire et non pas musculaire, elle doit être faite lentement et suivie de massage ; elle est très rarement douloureuse à la fesse. Quelquefois les premières laissent un léger engourdissement qui passe vite. On en fait une tous les jours. On pourra commencer par injecter 3 centigrammes de chacun des trois formiates et augmenter progressivement jusqu'à ce que l'on obtienne trois ou quatre heures après l'injection un frisson suivi d'une légère ascension de température.

On continuera ainsi tous les deux jours, augmentant ou diminuant les doses, en se tenant toujours un peu au delà du frisson. On arrive ainsi toujours à la congestion libératrice. Mais ce complément de traitement ne doit s'appliquer que chez les sujets débarrassés de toute production néoplasique.

A ce moment, partout où il reste microbes et toxines, la fièvre locale s'allume, et les détruit par le procédé que nous connaissons. L'organisme s'est révolté parce qu'il a récupéré toutes ses albumines ; il est en équilibre, il est guéri.

Les cas de cancer qui demanderont la plus rapide intervention, sont ceux que l'on rencontrera chez les jeunes sujets, avant la puberté. A ce moment, le poids moléculaire des albumines n'a pas encore atteint son maximum ; les colliers d'albumines, ces centres vitaux dont il a été parlé, ont des grains encore petits, si ces colliers eux-mêmes sont rares ; le cancer est chez lui de suite. Les tissus de l'enfant, jusqu'à la puberté, sont très voisins, comme poids moléculaire, des tissus fœtaux, et partant des tissus cancéreux. Aussi, chez eux, verrons-nous surtout les cancers à marche rapide, ostéosarcome, encéphaloïde, etc..... Si l'on ne traite pas ces cas dans les premiers mois, on sera bien souvent sans action sur eux. Le traitement n'aura pas de base.

Comme pour la tuberculose, il ne faut pas avancer sans la balance. Si le malade maigrit, diminuons les doses, arrêtons même quelque temps, pour reprendre ensuite. Donnons pour un adulte, s'il n'est pas très affaibli, de 10 à 20 centigrammes par jour et diminuons au moindre signe de fatigue ou d'amaigrissement. N'oublions pas que les effets des formiates dans l'organisme, non seulement s'accumulent, mais se multiplient. Pour le cancer, comme pour la tuberculose, il est indispensable de donner des phosphates pendant tout le traitement.

Que l'on m'excuse de me répéter, mais comme les succès thérapeutiques, dans ce traitement, sont absolument dépendants de la façon précise dont on l'applique, il me paraît indispensable d'en montrer de nouveau les dangers. Si on donne à ce cancéreux qui n'est plus qu'une demi-vie, des doses élevées et soutenues de formiates, on poussera rapidement à maturité les rares albumines qui lui restent ; ces albumines utilisées alors par les cellules donneront au malade l'apparence de la santé réelle, mais comme celles qui se créent chaque jour sont rares, il va arriver un moment où les plus mûres seront utilisées complètement, alors que les nouvelles n'auront pu encore les remplacer. C'est à ce moment que peut se produire la débâcle. Le malade maigrit, faiblit tout à coup, sa vie est en danger. Si vous allez lentement, méthodiquement, au contraire, le succès est

certain. Aller lentement c'est aller sûrement. Si l'on se rappelle la comparaison
faite au sujet des albumines, ces colliers
dont les perles augmentent progressivement de grosseur, les plus grosses croissant au dépens de leurs voisines inférieures, on comprendra comment un
traitement trop intense, après avoir
donné toutes les apparences de la santé
au malade, prépare de cruelles décep-
tions.

Par ce traitement violemment appliqué,
on épuise rapidement les 9/10$^e$ des grains
du collier au seul profit du 1/10$^e$ supérieur.
Tant que celui-ci suffira à reconstituer
les cellules, la santé va sembler presque
parfaite; mais lorsqu'il sera épuisé, les
grains de la partie inférieure du collier
n'ayant pas eu encore le temps de reprendre une densité suffisante, il y a chute
brusque, perte d'équilibre. Le malade ne
garde plus que des albumines de poids
moléculaire très inférieur, *il redevient un
terrain merveilleux pour le cancer*. Avec
un peu de prudence et de patience on
évite très facilement ces dangers.

# De la Syphilis

Comme celui du cancer, le microbe de la syphilis est dangereux par sa bénignité. Il est si peu virulent, que les organismes à peu près en équilibre ne s'aperçoivent de sa présence que 20 jours après l'infection, alors que des colonies se sont formées déjà sur le point contaminé et ont essaimé au loin.

Alors seulement, une réaction se fait, qui détermine cette prolifération du tissu conjonctif qui constitue le chancre. Les premières colonies microbiennes vont être emprisonnées et mourront sur place, mais l'organisme est déjà envahi dans son entier.

Nous allons assister alors aux effets des toxines de ce microbe, différant suivant la résistance de l'organisme et le moment de l'infection.

L'accident primaire, le chancre, nous venons de le voir, est le résultat d'une prolifération cellulaire locale.

Répandues dans l'organisme, les toxines produisent une réaction générale qui se traduit par la fièvre vespérale légère. A ce moment, l'organisme commence à

lutter. Avec la fièvre, augmente progressivement la fibrine, le microbe est traqué
un peu partout. Au niveau de la peau,
c'est la roséole. La régression rapide des
glucoses par les toxines produit des taches
de pigment au niveau de la peau, probablement parce que l'énergie potentielle
des glucoses qui se dégage localement
augmente considérablement l'activité des
cellules pigmentaires de la peau. Cette
suractivité, déterminée dans ce cas par la
toxine, l'est normalement par la lumière.
Au niveau des muqueuses, ce sont les
exulcérations ou plaques muqueuses; ici,
la réaction est suffisamment intense pour
produire la mortification des cellules épithéliales.

Cette phase de la maladie était fatale,
puisque l'organisme n'a réagi qu'après
avoir été largement envahi. L'avenir de
la maladie se décide alors. Si l'organisme
est assez solide, la réaction produite le
débarrassera du virus et le malade sera
guéri; si, au contraire, il n'a pu faire
un effort suffisant, le microbe affaibli
continue son action et nous entrons dans
la phase tertiaire. Pendant celle-ci, des
colonies microbiennes localisées sur cer-

tains points déterminent les mêmes phénomènes que celles du cancer : gommes,
végétations, syphilides, etc., résultats de
la suractivité cellulaire produite localement par la toxine.

Ces syphilides ont, en général, un développement modéré, parce que le sang du
syphilitique est beaucoup moins appauvri
que celui du cancéreux. S'il est au contraire très affaibli, avec un sérum très
pauvre en glucoses et des albumines de
poids moléculaire inférieur, nous verrons
la syphilide évoluer rapidement et se
transformer en cancer. Le microbe de la
syphilis peut, sur un terrain très appauvri,
produire les mêmes effets que celui du
cancer.

Chaque fois que, dans le courant de la
période tertiaire, l'organisme se relèvera
et produira un effort violent, les accidents
ulcératifs de la période secondaire se
reproduiront.

Les syphilides pourront régresser facilement la plupart du temps parce que les
cellules qui les composent ont puisé leurs
éléments dans des leucocytes de poids
moléculaire à peu près normal. Elles
auront, par conséquent, une composition

à peine inférieure à celle des cellules mères, et pourront être ainsi facilement résorbées par le leucocyte régénéré.

Le traitement de la syphilis sera le même que celui de toutes les maladies chroniques. *Remarquons seulement que le microbe le moins virulent demandera le traitement le plus long.* Nous savons assez comment agissent les toxines et comment se produit la phagocytose, pour qu'il soit utile d'insister plus long-temps.

Tous les microbes, ou, ce qui est la même chose, tous les ferments arrivant dans l'organisme y détermineront la même réaction par leurs ferments solu-bles, les toxines.

Cette réaction sera plus ou moins vio-lente, suivant l'énergie de la toxine et son abondance, suivant la richesse de l'orga-nisme en glucoses et, par conséquent, le degré de la tension artérielle.

Les résultats de cette réaction sur les cellules seront ou destructifs ou, au con-traire, excitants, selon son intensité et son étendue.

13.

Violente et locale, elle détruira la cellule et le microbe comme dans l'infection streptococcique; générale, elle produira la fièvre avec augmentation de fibrine et de leucocytes, favorisant ainsi le travail qui limitera et réparera la perte de substance.

A un degré moindre, cette réaction locale déterminera avec le bacille de Koch une prolifération cellulaire, le tubercule. Si elle devient générale, elle produit la fièvre, les tissus pérituberculeux s'ulcèrent et le tubercule est expulsé.

Elle sera moins violente encore et toute locale d'abord, avec le microbe de la syphilis, d'où prolifération cellulaire, le chancre.

Devenue générale avec l'infection, elle produit la fièvre qui détermine, comme précédemment, des ulcérations des parties contaminées (plaques muqueuses). L'infection atténuée, mais non détruite, par cette résistance de l'organisme, redevient toute locale et produit des proliférations cellulaires actives (végétations syphilitiques).

Avec le cancer, cette réaction, encore plus faible, est toute locale. Elle détermine donc une prolifération cellulaire continue. Si, ce qui est rare, la réaction devient générale, elle ne sera jamais assez vive pour nécroser les tissus nouveaux; mais assez pour arrêter leur évolution et les momifier (squirre).

Il va sans dire que cette réaction générale peut être produite dans le cours de l'une de ces maladies chroniques par une nouvelle infection et déterminer les effets déjà mentionnés.

C'est donc toujours la même chose. Les ennemis attaquent l'organisme avec la même arme, plus ou moins puissante, la toxine; celui-ci leur répond plus ou moins violemment, mais toujours avec la même défense, les glucoses, d'où l'acide formique.

Aussi, pour toutes les maladies microbiennes devons-nous chercher à obtenir le même résultat : charger le foie en glycogène, élever le poids moléculaire des albumines, produire des fibrines, avec lesquelles l'organisme se défend et se répare.

Pour arriver à ce résultat, les formiates sont indispensables, mais pas suffisants ;

ils sont le centre autour duquel se groupent les autres atomes. Toutes les fois qu'un sujet s'étiole, que l'appétit disparaît, que l'anémie, la chlorose se produisent, c'est que le pilier de l'édifice est ébranlé, l'acide formique se raréfie.

L'estomac manquant de sels formiques, la digestion est incomplète et l'organisme ne puise plus dans les aliments de quoi réparer ses pertes. Donc, donnons des formiates et, en même temps, comme adjuvant indispensable, ajoutons à l'alimentation tous les sels entrant dans la composition des tissus organiques, surtout ceux qui contiennent la molécule phosphore, fer, chaux, soufre. Grâce au crochet formique, ces substances qui, autrefois, ne faisaient que traverser le tube digestif, se fixeront dans l'organisme.

## Application des formiates aux maladies aiguës

Il découle naturellement de ce que nous venons d'exposer que toutes les invasions microbiennes à marche lente ou aiguë relèvent de ce traitement, mais, comme au début de ces dernières l'organisme n'est pas en général aussi affaibli qu'il l'est toujours dans les maladies chroniques, les doses de formiate devront être plus élevées, et même souvent données sous forme d'injection.

Nous élèverons ainsi très rapidement (en 5 ou 6 heures) la quantité de fibrine avec laquelle le microbe se phagocytera automatiquement s'il circule dans la lymphe ou sera emmuré s'il est groupé en colonies.

Le caractère des lois naturelles étant l'absoluité, je ne doute pas un instant que rage, tétanos, charbon, diphtérie, morve, fièvre typhoïde, etc., ne soient guéries par les formiates.

Seulement, l'intensité du traitement variera considérablement avec la localisation de l'infection.

Voici pourquoi :

Si nous avons à traiter un malade atteint d'une pustule charbonneuse du bras, infection encore bien localisée, il me paraît certain que 20 centigrammes de formiate de chaux en injection pendant trois ou quatre jours juguleront la maladie.

Il se formera autour de la colonie un

bourrelet fibrineux avec prolifération cellulaire intense, qui l'emprisonnera.

Cette sorte de chancre se nécrosera et s'éliminera ensuite.

Supposons que nous avons appliqué le même traitement intensif à un typhique dont les plaques de Peyer sont profondément envahies, nous obtiendrons le même résultat que précédemment au début, mais lorsque le bourrelet formé tombera, comme il s'est produit dans un tissu mince et très vasculaire, le malade sera exposé aux hémorragies et aux perforations.

C'est ainsi que ces accidents se produisent chez les typhiques très envahis dont l'organisme s'est violemment défendu.

Nous voyons donc que l'intensité du traitement devra tenir compte non seulement de l'infection en elle-même, mais aussi du point sur lequel elle s'est faite.

Avons-nous à traiter un malade atteint du tétanos, par exemple, le traitement me paraît devoir être impuissant, dans la plupart des cas, *après le début de la maladie.*

En effet, les phénomènes nerveux qui

se produisent sont le résultat de la lutte de l'organisme. Le microbe a colonisé dans les centres nerveux, ses toxines font régresser localement les glucoses et produisent des décharges formiques qui sont la cause de tous les désordres nerveux.

*La toxine n'est donc que l'agent indirect de ces phénomènes, l'acide formique est ici le vrai coupable.*

S'il en était autrement, pourquoi toutes les infections microbiennes des centres nerveux produiraient-elles des symptômes communs ne variant que par leur intensité, ou la partie intéressée?

Dans ces cas, le traitement ne peut agir utilement que pendant la période de progression du microbe, pendant qu'il se dirige vers les centres nerveux.

Dès qu'il y est arrivé, un traitement intensif pourra limiter et guérir le malade si l'invasion est très localisée, ou le tuer plus rapidement si elle est grande.

Ces exemples suffiront à faire comprendre ma pensée et les espérances que ce traitement laisse entrevoir.

## Cause des Maladies des pays tropicaux.

Le manque de lumière, en diminuant l'activité des formiates organiques, a contribué largement, avec les excès de toute sorte, à créer la plupart des maladies propres à nos climats et à notre civilisation. Un excès de lumière et de chaleur, en augmentant l'activité de ces mêmes formiates, et partant leur usure, sera la cause de la plupart des maladies des pays tropicaux.

En effet, dans ces cas, l'organisme aura toutes les peines du monde à suffire par l'alimentation à la désassimilation causée par cette suractivité. Que devra-t-on donc faire pour vivre dans ces pays? Imiter le nègre.

Celui-ci est la résultante de ce milieu; la lumière excessive, en produisant dans sa peau une suractivité des formiates d'albumine et de chaux, l'a noircie et a mis ainsi cet organisme à l'abri de ses atteintes. Habillons-nous donc de vêtements capables d'arrêter les rayons lumineux.

Le nègre est très paresseux. Soyons

paresseux dans les pays tropicaux, *dé-
pensons une somme d'efforts musculaires
restreinte, car l'effort musculaire, nous le
savons, consomme d'abondants glucoses,
source des formiates.*

Le nègre vit de féculents et de substances sucrées. On dirait que la nature a
mis le riz et la canne à sucre dans ces
pays, comme le remède près du mal : fai-
sons de même, rechargeons notre foie en
glycogène, source de toute résistance.
Évitons les excès de viande, car même
avec un suc gastrique assez riche pour les
bien peptoniser, introduites dans l'organisme, ces peptones demanderont de
nombreux formiates pour évoluer jusqu'à
la cellule.

L'Européen ne doit pas être un colosse
dans les pays chauds, toute surcharge
inutile devient dangereuse. Il pourra être
la tête, mais non pas le bras.

L'alcool à dose modérée sera utile,
mais très dangereux à dose élevée. Le
foie est, dans ces pays, un organe dont le
bon fonctionnement est capital : aussi,
devra-t-on éviter avec le plus grand soin
tout ce qui peut lui nuire.

## Anti-toxines et Sérums.

On comprendra, par ce qui précède, que la théorie de l'anti-toxine me paraisse fort improbable.

Comment admettre que la même cellule puisse être un chimiste assez habile pour fabriquer autant d'anti-toxines qu'il y a de toxines, soit de microbes?

S'il en était ainsi, comment retrouverait-on la toxine dans les urines puisqu'elle a dû être transformée par l'anti-toxine?

Si l'anti-toxine est faite, comme son nom l'indique, pour neutraliser la toxine, nous ne devons plus en trouver dans l'organisme, car un corps n'en neutralise un autre qu'en se combinant avec lui pour en former un troisième.

Alors comment peut-on admettre que la toxine s'élimine par les urines, tandis que l'anti-toxine reste dans le sang et *forme le principe actif de la serothérapie?*

Si cette anti-toxine existe, spéciale pour neutraliser la toxine qui en a déterminé la production, pourquoi le sérum de la diphtérie, par exemple, agit-il aussi dans la pneumonie comme le démontre M. Talamon ? Et si cette anti-toxine, capable de neutraliser un poison aussi violent que la toxine existe dans le sérum, comment peut-on en administrer des doses si élevées dans n'importe quelle maladie ?

J'ai la conviction profonde que tous les sérums sont les mêmes, qu'ils ne diffèrent les uns des autres que par la plus ou moins grande quantité d'albumines adultes ou fibrines qu'ils contiennent.

Le sérum le plus actif sera celui qui, dans une même espèce animale, aura été extrait *le plus près de l'injection de la plus violente toxine à la plus haute dose.* L'injection de cette toxine produira une rapide transformation des glucoses en formiates et, grâce à ceux-ci, rapide maturation des albumines, saturation du sérum par les fibrines.

Si l'on recueille le sérum bientôt après l'injection, il sera chargé de fibrines et sera très actif; mais si l'on attend quelque temps, celles-ci diminueront rapidement et l'on n'aura plus que du sérum ordinaire.

Que l'on se rappelle avec quelle rapidité la fibrine augmente dans la pneumonie et diminue avec la défervescence.

La quantité de fibrines contenue dans un sérum va varier considérablement, suivant la santé de l'animal, suivant le moment et la façon dont il sera recueilli, dont il sera conservé.

Ce sérum, en effet, est un liquide semivivant; il évolue plus ou moins vite, suivant les conditions de lumière, de chaleur, de pression dans lesquelles il se trouve.

Il garde son activité tant qu'il contient des glucoses; ceux-ci épuisés, le sérum est mort.

Il en est de même pour tous les liquides semi-vivants issus des fermentations : vin, bière, lait. Dès qu'ils ont usé leurs glucoses, n'ayant plus d'acide formique pour évoluer, ils sont morts.

Comme je suis persuadé que les bons effets des sérums sont dus uniquement à leur fibrine, je ne doute pas que les formiates ne les remplacent bientôt. Ceuxci, en effet, agissent avec une surprenante activité ; on peut en quelques heures élever sérieusement le taux de la fibrine dans le sang des sujets atteints de maladies aiguës et les mettre dans des conditions excellentes pour lutter contre l'invasion. Ils sont la défense naturelle de l'organisme, *ils sont le mouvement moléculaire*, partant la vie.

## Les formiates dans les maladies
## par
## « ralentissement de nutrition »

Aussi, seront-ils d'une surprenante activité dans toutes les maladies que le professeur Bouchard a si justement appelées « maladies par ralentissement de nutrition ».

La nutrition sera ralentie dès que les formiates diminueront dans le sang, dès que la lumière et l'air, causes de leur activité, feront défaut. Rendons à ces malades des formiates, et même à dose assez forte, de 30 à 50 centigrammes par repas, mais imposons en même temps l'exercice au grand air ; sans quoi, cette médication héroïque sera plutôt nuisible.

En effet, chaque fois qu'une molécule de formiate d'albumen passe d'un centre vital à celui qui lui est immédiatement supérieur, il perd sous forme de carbonate et de phosphate terreux une ou plusieurs molécules d'acide formique. C'est grâce à l'énergie potentielle cédée par ces molécules, que le groupement albumen a pu progresser d'un pas.

Mais pour que l'acide formique puisse céder toute son énergie, il est indispensable qu'il s'oxyde. L'oxygène réglera donc en partie l'activité des échanges moléculaires. Si nous activons d'un côté ces échanges en donnant des formiates et si nous les gênons de l'autre en restreignant l'oxygène, il se formera avec ces molécules formiques à énergie potentielle réduite des composés intermédiaires qui seront de vrais poisons pour l'organisme. Ces composés nouveaux, produits comme l'alcool par une oxydation incomplète des sels formiques, seront retenus dans le foie et entraînés par la bile.

Le foie jouera pour eux le même rôle que le rein pour les composés formiques à énergie complètement épuisée. Comme les premiers n'ont pu céder à l'organisme toute leur énergie potentielle, ils seront encore utilisés dans la digestion pour émulsionner les graisses.

Les formiates seront encore nuisibles

aux malades qui se défendent énergiquement. La congestion, nous le savons, est le phénomène qui accompagne toujours les actes de défense de l'organisme. Si nous donnons des formiates à un malade qui a une bronchite capillaire, par exemple, nous risquons fort de le tuer en rendant la lutte plus violente.

Dans ces cas, il faut au contraire ouvrir les portes aux albumines. C'est ainsi qu'agissent les émissions sanguines, les révulsions de toutes sortes, le vésicatoire, qui enlève de la fibrine et permet les fuites.

Les formiates peuvent être utiles dans toutes les maladies, mais non pas dans tous les cas.

Les sels formiques ne sont pas toxiques malgré leur extraordinaire activité : j'en ai pris moi-même, sans besoin, 6 grammes par jour sans d'autres inconvénients qu'un énervement considérable.

Quand on aura soigné deux ou trois malades avec les sels formiques on ne doutera plus de cette vérité fondamentale qu'il y a d'un côté : *la maladie avec les microbes et leur toxine, de l'autre la loi de défense avec les glucoses et l'acide formique.*

Quant aux maladies résultant des troubles de la nutrition, elles proviendront, pour la plupart, d'un manque d'oxydation des sels formiques à énergie potentielle épuisée.

## Fin des Organismes vivants.

La fin normale des organismes vivants est l'artério-sclérose. Les décharges formiques incessantes qui se produisent dans l'intimité des tissus, surtout dans les artérioles, leur donnent une rigidité progressive. La tension artérielle étant ainsi de plus en plus élevée, le poids des albumines est de plus en plus grand.

Qu'une cause déprimante quelconque fasse baisser brusquement cette tension artérielle, et immédiatement les molécules de formiates d'albumen et de chaux, supercondensées, subissent un commencement de dissociation, une décharge de sels calciques se produit, qui disparaît en partie par les urines, en partie s'incruste dans les parois artérielles. C'est là le point de départ de l'atérome.

L'élasticité artérielle disparaissant, le cœur se surmène pour remédier à cette perte. Mais cette rigidité atteindra bientôt les artères qui l'alimentent lui-même; c'est alors que, de moins en moins nourri pour un travail de plus en plus grand, il succombe fatalement à la tàche.

## CONCLUSION

L'étude des sels formiques va ouvrir un large champ de travail à l'intelligence humaine. Atomes associés par le rayon de soleil qui s'emmagasine en eux comme une force, ils restent toujours, directement ou indirectement sous son servage.

Sous cette même influence, aidée par la pression, ils se groupent comme des molécules crochues, dirigeant leurs extrémités vers un même centre, et constituent la cellule lorsque, d'un excès de condensation, est né, dans ce centre, un corps produisant un phénomène chimique nouveau.

Celui-ci détermine la production d'une membrane d'enveloppe qui fixe l'orientation moléculaire et emprisonne la force qui tient ces molécules formiques jointes. La cellule est née.

Le phénomène chimique parti du centre continuant à appeler vers ce point de

14

nouveaux formiates, la cellule se dédouble par pléthore, d'après le mécanisme que nous avons indiqué, et forme les groupements cellulaires. Ceux-ci, toujours soumis aux mêmes influences de lumière, chaleur, pression, s'associent et forment les organismes vivants qui évoluent et se reproduisent.

Mais pour persister et évoluer, ils ont besoin de boire incessamment à la source de toute énergie : le soleil.

Son influence immédiate n'est pas suffisante, puisque sa présence est intermittente ; il faut que, même en l'absence de ce grand moteur, ils en puissent utiliser les divins effets.

C'est sous forme de glucoses, condensations du plus simple composé formique, la formaldéhyde, que les organismes vivants emmagasineront l'énergie solaire.

Nous avons vu comment ils l'utilisent pour évoluer et se reproduire, pour progresser, enfin pour se défendre.

Je ne doute pas un instant que l'application des composés formiques aux maladies humaines et animales, de mieux en mieux appliquée, ne verse sur le monde un torrent de lumière et de vie.

# OBSERVATIONS

La valeur thérapeutique des formiates n'a pas été déduite d'une statistique. Tant que nous ignorions le chimisme des cellules, la méthode empirique pouvait être seule employée pour juger de l'efficacité d'un produit.

Mais aujourd'hui qu'il nous est un peu mieux connu, les problèmes thérapeutiques peuvent se résoudre d'une façon plus scientifique.

Tout le monde sait qu'il y a des cas de guérison spontanée de toutes les maladies.

Il suffisait donc de connaître les procédés employés par la nature et de trouver des moyens nous permettant d'augmenter leur puissance, à volonté.

Nous savons comment les microbes se phagocytent automatiquement dans un sérum en équilibre, comment ils élèvent la densité des albumines de l'organisme envahi et *le vaccinent.*

Un microbe ne vaccine pas en enlevant ou en ajoutant au sang une substance mystérieuse quelconque, mais tout simplement en mûrissant rapidement les albumines qui, devenues plus denses, phagocytent le microbe et stérilisent le milieu.

Le même phénomène se produit dans tous les cas. Il est instantané si l'organisme est robuste, il se produit après un certain nombre de jours d'infection s'il est débile. *Ainsi finissent normalement les maladies infectieuses.*

*Action des toxines sur les glucoses, transformation de celles-ci en acide formique, maturation des albumines, tout est là.*

Il suffisait donc pour être fixé sur la valeur des formiates de produire sur un certain nombre d'organismes la maturation rapide des albumines avec toutes ses conséquences ; il fallait que les résultats fussent constants, absolus, les lois naturelles ne pouvant avoir d'exception. Elles sont ou ne sont pas.

Eh bien ! j'affirme que les formiates introduits dans l'organisme y *produisent toujours, sans exception*, les phénomènes d'où découle *la défense de cet organisme.* Leurs effets sont évidemment proportionnels : 1° A la dose du médicament ; 2° A la densité du sérum sanguin ; 3° A la tension artérielle ; et comme ces deux derniers termes sont en rapport constant, on peut dire que les effets des formiates sont proportionnels à la dose et à la tension.

Ces connaissances acquises, j'étais certain d'arriver à la guérison des maladies microbiennes. Il n'y avait plus à étudier que la question des doses, et leur mode d'emploi.

Cette étude a été la plus lassante. Comment s'expliquer de prime-abord qu'une substance dont moi–même j'avais pris 6 et 8 grammes par jour, pût produire sur les malades des effets énormes à la dose de quelques centigrammes ?

Tout s'explique enfin ! !

Les lois naturelles qui m'ont conduit à ce traitement étant réelles, l'action des formiates absolue dans ses effets, certaine dans ses résultats, je considérerais comme un crime de garder plus longtemps pour moi seul, sous prétexte de statistique, les moyens sûrs de guérir l'humanité qui souffre et attend !

## 1ʳᵉ OBSERVATION

M. X..., 32 ans, parents morts de tuberculose, frères aussi ; ouvrier dans une usine de métallurgie. Il est soigné depuis 3 ans pour de la tuberculose pulmonaire, je le vois le 1ᵉʳ octobre 1901. C'est un tuberculeux très avancé, toussant nuit et jour : les expectorations, très abondantes, renferment des quantités de pus et des bacilles de Koch. La fièvre le prend souvent dans la journée, toujours le soir, les sueurs nocturnes sont très abondantes, ongles hippocratiques très prononcés. Il a maigri considérablement malgré les efforts inouïs que fait sa femme pour l'alimenter. L'appétit est nul.

A l'auscultation, on entend des gargouillements dans le tiers supérieur du poumon droit, en avant et en arrière. Le reste du poumon est infiltré jusqu'à sa base. Le poumon gauche paraît intact.

Le traitement est appliqué sous forme d'injections hypodermiques, *beaucoup trop intense*, 30 centigrammes de formiate par jour. Chaque injection est suivie de frisson.

Dès le second jour, l'appétit renaît violemment, les sueurs diminuent, les expectorations augmentent. Sur certains points où le murmure vésiculaire était nul on entend déjà des râles sous-crépitants très fins.

Le malade se sentant déjà mieux insiste pour les hautes doses. Je reste à 30 centigrammes.

Dans huit jours le malade est transformé comme état général, mais l'état local indique que la congestion pulmonaire est assez vive dans tout le poumon.

Je suspens le traitement. Les effets sur l'état général se continuent, l'état congestif du poumon diminue. Le malade tousse moins, les nuits sont presque bonnes et l'appétit est excellent.

Après avoir quitté l'usine un mois, ce malade y rentre faute de ressources, et déjà beaucoup plus solide.

Je le suis de très près, tous les jours et quelquefois deux fois par jour.

2 *Novembre.* — Le traitement est repris, mais moins violent. Je constate qu'à chaque injection un peu élevée correspond immédiatement une poussée congestive.

1ᵉʳ *Décembre.* — Le malade gagne du poids, l'auscultation est beaucoup meilleure. La base du poumon est complètement débarrassée, la respiration y est presque normale; les gargouillements du tiers supérieur paraissent diminuer du côté de l'aisselle.

4 *Janvier* 1902. — Le malade est transformé; *il travaille du matin 8 heures au soir 7 heures*, et malgré tout il se remonte; la respiration est bonne dans les deux tiers inférieurs du poumon, nulle dans le tiers supérieur et en arrière. Encore des gargouillements à la partie interne de la région sous-claviculaire.

20 *Février.* — L'état général s'améliore continuellement, l'auscultation indique que les lésions se limitent, la toux diminue ainsi que les expectorations; elles ont changé d'apparence, contiennent très peu de pus *et plus de bacilles*. Les nuits

sont parfaites. Le malade est méconnaissable.

*2 Mai.* — Le moribond d'autrefois est un homme superbe, un des ouvriers les plus solides de l'usine. Tout traitement est suspendu mais je remarque que chaque fois que son travail exige sa présence dans des endroits où il respire d'abondantes poussières, de nouvelles poussées congestives se produisent, très localisées à la partie interne de la région sous-claviculaire. L'analyse des crachats ne fait plus découvrir de bacilles.

Quand il fait des efforts violents et prolongés l'auscultation fait percevoir les mêmes bruits.

*15 Mai.* — Le malade est guéri. Appétit excellent, force normale, toux insignifiante, encore quelques expectorations, le matin, mais jamais de bacilles.

L'auscultation indique l'absence de tissu pulmonaire dans le tiers supérieur de la poitrine en arrière. En avant le poumon s'est mieux réparé.

Voilà donc un exemple de tuberculose héréditaire, au troisième degré, avec des lésions énormes, **guérie à l'atelier.**

## 2<sup>me</sup> OBSERVATION

M<sup>me</sup> X., 30 ans, veuve d'un mari, mort de tuberculose il y a 7 à 8 ans. Depuis deux ans elle s'enrhume facilement, mais ces rhumes guérissent assez vite, elle maigrit peu, mais continuellement. Au mois de mai 1901 elle se met à tousser nuit et jour, l'appétit diminue peu à peu, elle maigrit assez rapidement. Poussées fébriles la nuit avec sueurs nocturnes. Je l'examine au mois de décembre. Craquements au sommet gauche. L'analyse des crachats montre de nombreux bacilles.

Le traitement par les injections est institué, mais beaucoup moins violent, 0.05 centigr. maximum et tous les deux jours. Après s'être fait attendre une semaine l'appétit revient, les sueurs disparaissent avec la fièvre nocturne ; les expectorations sont plus faciles. L'examen bactériologique montre les bacilles de Koch agglutinés par 20 ou 30, dans de la fibrine.

*3 Janvier 1902*. — L'amélioration se poursuit très rapide, les craquements ont beaucoup diminué de nombre, les expectorations sont peu abondantes. Les nuits très bonnes, ni fièvre, ni toux, ni sueurs.

*4 Mars*. — Les expectorations ne contiennent plus de bacilles, la malade a repris toutes les apparences de la santé ; elle ne tousse plus, elle a augmenté de 6 kilos.

*20 Mai*. — Je suis toujours cette malade, elle va absolument bien.

## 3me OBSERVATION

Mme X., 40 ans, est soignée depuis 5 ans pour de la tuberculose pulmonaire. La famille me prie d'aller voir la malade, quoique mourante. J'y vais le 1er mai 1902, il y a donc 25 ou 26 jours. Je trouve une malade très maigre, assise sur son lit avec un tas d'oreillers dans le dos ; une toux caverneuse, la voix éteinte et le crachoir plein d'expectorations purulentes. — C'est la fin.

Auscultation : côté gauche, énorme caverne occupant toute la partie centrale du poumon ; le sommet et la base sont le siège d'un souffle de pneumonie.

Côté droit, quelques craquements au sommet. Je fais part à la famille, venue de province en prévision d'une fin prochaine, de mon opinion et je déclare que devant un cas aussi avancé il était inutile d'essayer mon traitement. J'allais partir lorsque le désir de voir les effets des formiates sur des cas aussi graves se réveille et..... j'institue le traitement rationnel longuement développé dans cet opuscule. Dose moyenne 0.10 centigr. par jour, fractionnée en quatre.

Il faut avoir assisté au réveil de ce cadavre pour comprendre toute la puissance des formiates. Ils sont la vie.

La malade ressuscite tous les jours, elle s'alimente de mieux en mieux ; après huit jours, plus de fièvre, plus de sueurs, et l'appétit revient ; les forces reparaissent de minute en minute.

*15 Mai.* — La malade est debout, je la trouve *faisant son ménage.* Elle est transformée ; la voix est bonne, les nuits bonnes aussi, la toux a beaucoup diminué, les expectorations sont moins purulentes. L'appétit devient très bon.

La caverne garde ses dimensions, mais les souffles du sommet et de la base diminuent très sensiblement.

*23 Mai.* — La malade se lève toute la journée, va au bois de Boulogne tous les jours. La marche ne la fatigue pas. Elle augmente de poids, une livre par semaine. Les forces ont décuplé. Les souffles du sommet et de la base ont disparu, et la caverne paraît diminuée.

Le sommet du poumon droit s'améliore aussi; les craquements ont presque disparu.....

J'ai 5 autres malades en traitement, tous à la troisième période, très largement atteints et depuis longtemps. J'assiste aux mêmes phénomènes, aux mêmes résurrections. L'un d'eux a augmenté de 7 livres en 18 jours.

Je ne donnerai pas ces quelques observations, elles sont la copie des précédentes.

Huit jours, quinze jours au maximum d'essai convaincront les plus sceptiques.

## OBSERVATIONS
## DE GUÉRISON DE CANCER

M$^{me}$ X..., 45 ans, cancer du sein opéré il y a deux ans, en mai 1900. Récidive en mars 1901, je la vois tout à fait au début de mes essais, 3 octobre 1901.

A ce moment, je trouve sur la cicatrice, à 10 centimètres au-dessous du creux de l'aisselle, une plaque dure, grande comme la pomme de la main, occupant la peau dans toute son épaisseur. Une plaie mince et légèrement croûteuse forme le diamètre de cette plaque. La malade est pâle, se fatigue très facilement; l'appétit est très médiocre.

La première piqûre produit un petit écoulement sanguin et le sang est rosé, très fluide, nullement fibrineux.

La dose de formiate injectée est assez élevée, 0.20 cent. tous les jours. Au bout de trois jours, la plaque indurée a diminué de moitié. J'insiste sur ce traitement intensif, plus rien ne bouge. Les bords de la plaie se tuméfient et rougissent, mais la plaque indurée ne diminue pas. L'état général se transforme rapidement. La malade est prise d'un appétit extraordinaire : elle mange, dit-elle, toute la journée.

*25 Octobre*. — Les piqûres ne saignent plus. Si par l'une d'elles échappe une gouttelette de sang, il est rutilant, dense, et se coagule de suite.

La malade nous dit d'elle-même que le sang de ses règles n'est plus le même; il est à présent rouge et sort très souvent en caillots.

Mais la plaque indurée qui avait diminué si vite au début ne bouge plus, elle reste comme une pièce de 2 francs.

*Décembre*. — La plaque indurée n'a pas bougé. La malade est méconnaissable ; comme état général, elle est fraîche, grasse, très solide, le travail ne la fatigue plus du tout. Comme l'état général s'améliore je continue le traitement aux mêmes doses et même plus élevées. Nous arrivons à 0.50 centigr. de formiates par jour.

La plaque se creuse, une desquamation spéciale se produit et la plaque s'élimine peu à peu.

La plaie bourgeonne alors, et j'assiste à l'arrivée et à la disparition successives de ces bourgeons.

*Mars 1902*. — Enfin ! j'ai pénétré le secret de cette marche, je ne traite plus du tout la malade qui se cicatrise doucement, sans à-coups.

## 2<sup>me</sup> OBSERVATION

Madame X..., 30 ans, a été opérée d'un cancer de l'utérus en octobre 1901, hystérectomie totale.

La maladie récidive trois mois après, on va tenter une nouvelle opération lorsqu'elle vient me voir en mars.

Le traitement par la voie stomacale est institué, 0.10 centigr. par jour en quatre fois de formiate de chaux et de peroxyde de fer.

L'amélioration est instantanée. L'amélioration locale suit la marche de l'état général.

*Mai 1902.* — Les écoulements ont disparu, les douleurs aussi, la santé est parfaite. La malade ne se croirait plus malade si je n'exigeais qu'elle poursuive son traitement.

Quatre autres malades en traitement, tous déjà opérés et inopérables suivent la même marche ascendante, mathématique. Nous croyons inutile d'insister, tant le traitement est précis dans ses applications, constant dans ses effets.

La seule remarque qu'il y ait lieu de répéter, c'est la nécessité d'aller doucement. On ne doit pas chercher les résultats rapides que l'on peut obtenir et qui sont toujours mauvais.

Après 48 heures de traitement la maladie ne fera plus aucun progrès et on la verra reculer progressivement. L'organisme a baissé des années pour devenir *cancérable*; il faut des mois, de 8 à 12, pour le remettre en équilibre.

Le traitement est du reste des plus facile à suivre mais exige l'observation minutieuse du médecin qui, s'inspirant des lois énoncées dans cet opuscule, diminuera, augmentera ou suspendra le traitement au moment voulu.

# TABLE DES MATIÈRES

# THÉORIE DE LA KARYOKINÈSE

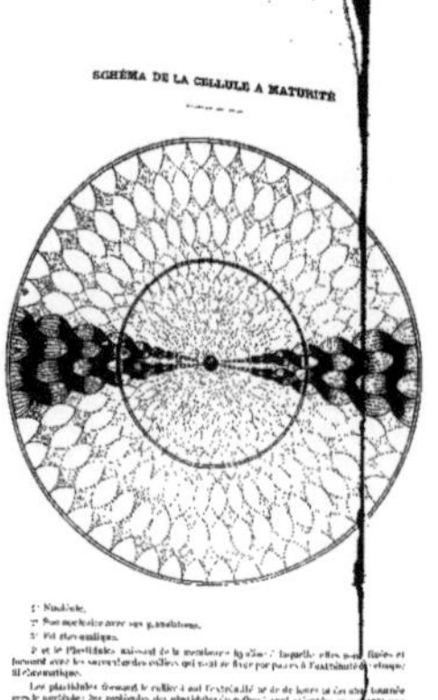

SCHÉMA DE LA CELLULE A MATURITÉ

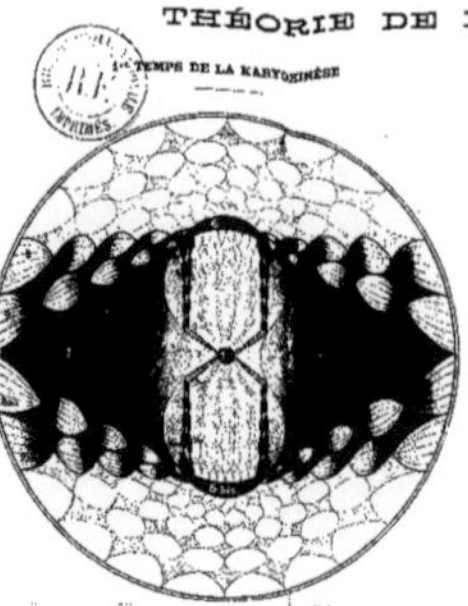

1er TEMPS DE LA KARYOKINÈSE

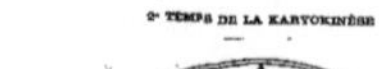

2e TEMPS DE LA KARYOKINÈSE

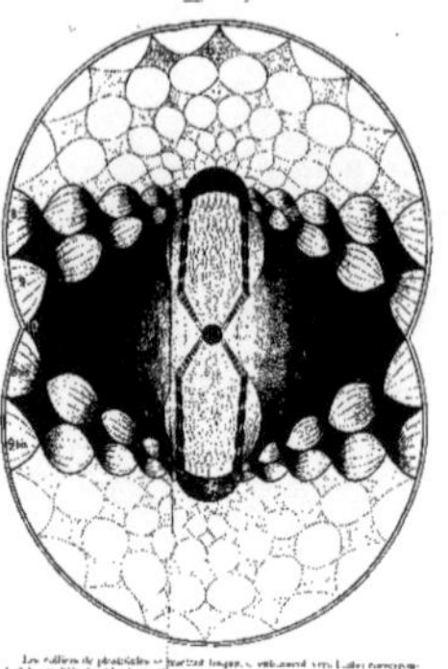

FIGURE SCHÉMATIQUE
POUR MONTRER LA DIVISION DU FIL CHROMATIQUE

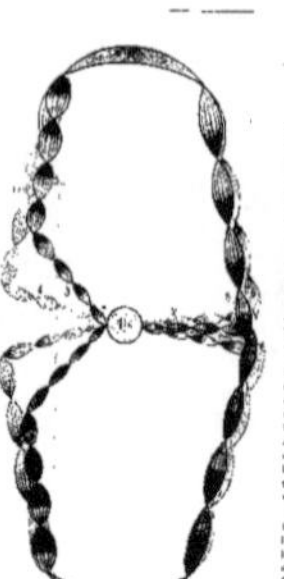

3e TEMPS DE LA KARYOKINÈSE

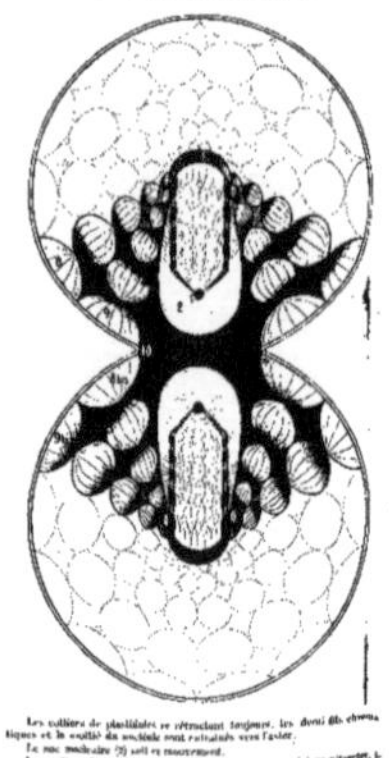

4e TEMPS DE LA KARYOKINÈSE

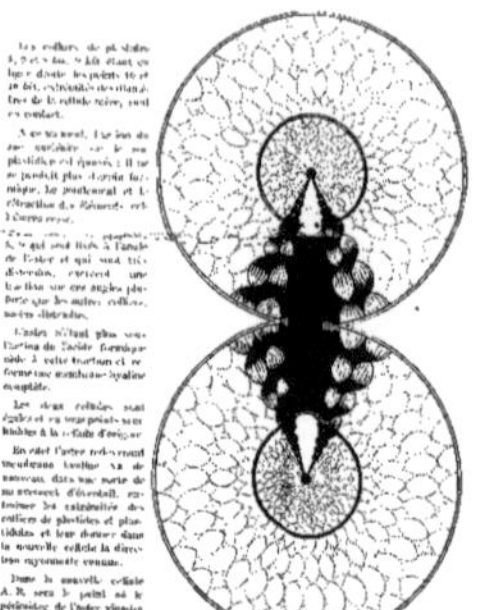

FIGURE SCHÉMATIQUE DU SANG

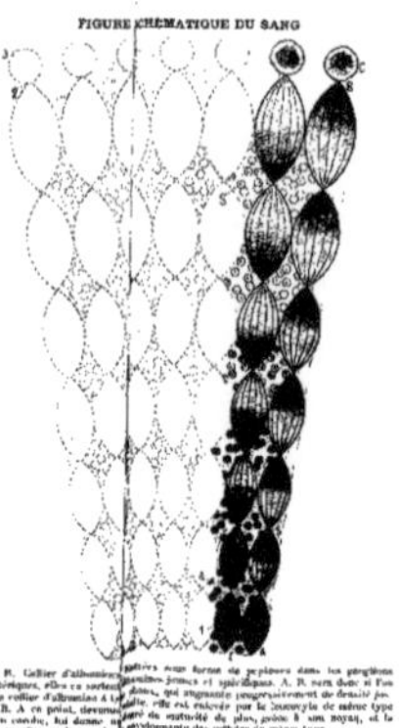

FIGURE SCHÉMATIQUE
DE LA
PLASTIDE MUSCULAIRE

FIGURE SCHÉMATIQUE
DE LA CELLULE
MUSCULAIRE